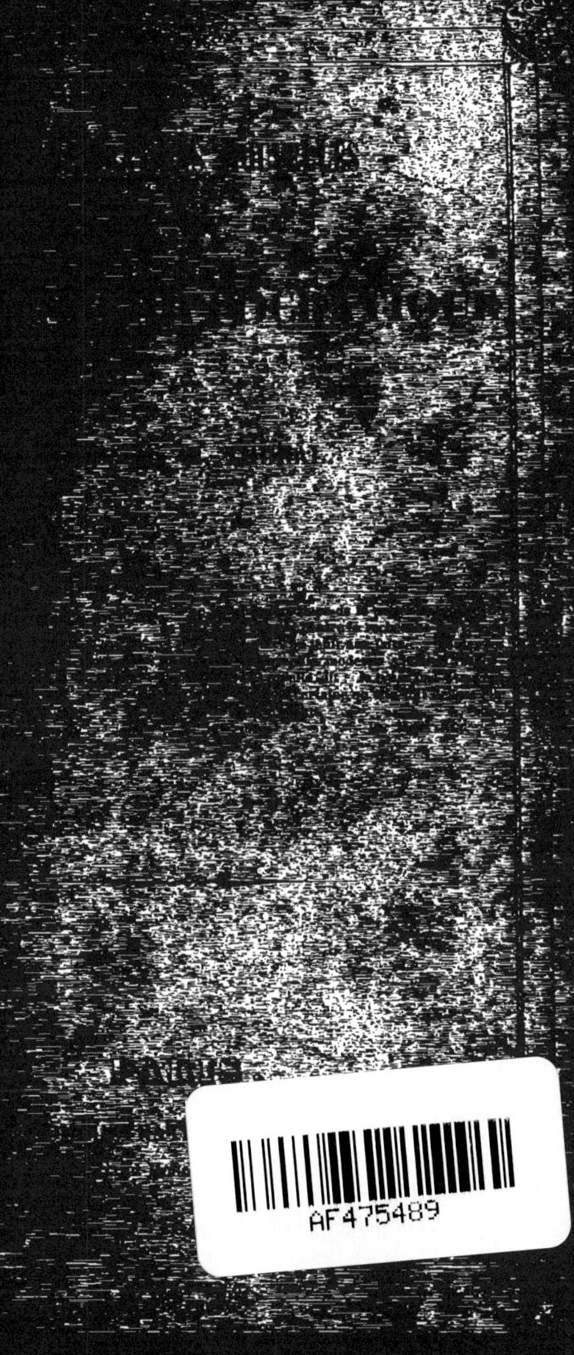
AF475489

CONSIDÉRATIONS NOUVELLES

SUR LA

DOCTRINE HIPPOCRATIQUE.

CONSIDÉRATIONS NOUVELLES

SUR LA

DOCTRINE HIPPOCRATIQUE

PAR

Le Docteur H. THIRIAL.

> Il ne faut pas être dupe de la prétendue modestie de ceux qui s'élèvent contre la recherche des causes et ne veulent que s'en tenir aux faits... Toutes les fois que la philosophie moderne s'incline respectueusement, et qu'elle dit : *Je n'ose pas avancer* ; c'est une marque certaine qu'elle voit devant elle une vérité qu'elle craint.
>
> DE MAISTRE.

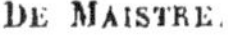

PARIS,

IMPRIMERIE ADMINISTRATIVE DE PAUL DUPONT ET Cie,

rue de Grenelle-St-Honoré, 55.

Septembre 1840.

PRÉFACE.

Le travail que je donne aujourd'hui au public n'est pas tout-à-fait nouveau; je pourrais même dire qu'il est déjà vieux, car son existence remonte maintenant au-delà d'une année. A son origine, il a été présenté sous forme de rapport devant l'une des sociétés savantes de Paris, et puis, après avoir subi quelques modifications, il a été inséré en plusieurs articles dans le *Journal des connaissances médico-chirurgicales*.

Quand la première pensée me vint de livrer ce travail à la publicité, je ne me dissimulai pas ce que mon dessein pouvait avoir de hasardeux : aussi, pour me décider, il ne me fallut rien moins qu'un motif très puissant; et comme ce motif me paraît d'ailleurs honorable, je crois pouvoir l'avouer ici en toute sincérité.

Un livre remarquable venait de paraître. J'avais de bonnes raisons de croire que s'il lui arrivait d'être connu et apprécié à sa valeur, son influence pouvait être véritablement utile pour l'avancement de la science. Or, ce livre menaçait de rester comme perdu et enseveli dans un *Traité de thérapeutique et de matière médicale*, où l'on devait d'autant moins s'attendre à le rencontrer, que ce dernier ouvrage était surtout destiné, par sa spécialité, à des jeunes gens encore peu exercés à la méditation et aux fortes études. Cependant ce travail était extrêmement sérieux, et il l'était à ce point que, même pour des esprits doués de force et de bonne volonté, ce n'était pas chose facile à comprendre.

En effet, une philosophie générale presque nouvelle, au moins dans ses rapports avec la science de la vie, des doctrines médicales peu familières, pour ne pas dire étrangères à l'école de Paris, une forme un peu métaphysique, un langage souvent abstrait, et puis encore l'absence d'un plan bien fixe, d'une méthode suffisante, tout enfin se réunissait ici pour arrêter bien des lecteurs, et pour rendre l'intelligence complète de ce livre impossible à la plupart, difficile pour tous. Il est bien entendu que je ne fais pas d'exception pour moi-même.

Cependant quelques circonstances particulières devaient à mon égard diminuer les difficultés ; l'étroite amitié qui m'unit à l'auteur m'avait en quelque sorte permis d'assister à la conception et à la naissance de son œuvre : il m'avait été donné de suivre toutes les phases de cette incubation intéressante et laborieuse qui, je dois le reconnaître, avait été pour moi une occasion de sérieuses études et une source de solide instruction. D'un autre côté, c'est à cette précieuse intimité que je dois d'avoir eu trop souvent à déplorer les circonstances tout-à-fait difficiles, je dirai même exceptionnelles, au milieu desquelles ce livre a été composé, moi qui chaque jour le voyais arraché page par page des mains de son auteur, sans contrôle, sans correction possible, pour être livré dans toute sa nudité native aux yeux d'un public sévère; et cette sévérité est dans son droit, attendu que le public ne doit voir que ce qu'on lui donne, et qu'il n'a nullement à entrer dans les considérations particulières qui pourraient sinon justifier, au moins expliquer les vices et les défauts d'une œuvre quelconque soumise à son jugement.

Quoi qu'il en soit, préparé que j'étais d'avance par une sorte de noviciat fait sous les auspices des maîtres de l'art antique, instruit, d'un côté, par une étude attentive de la grande école de Montpellier, fortifié, de l'autre, par les leçons et les écrits de quelques hommes supérieurs de l'école de Paris, mais initié surtout par l'auteur lui-même aux grandes difficultés du vitalisme, et éclairé par des discussions journalières sur les points nouveaux de la doctrine qu'il venait défendre, grâce enfin à tous ces avantages réunis, je crus être parvenu à saisir le fond de sa pensée, et pour ainsi dire à me faire jour dans son livre; mais pourtant ce n'avait pas été sans peine, car à chaque pas cette route infréquentée se montrait à moi hérissée de nombreux obstacles, et plus d'une fois, qu'on me passe cette comparaison, je pus me croire engagé dans une de ces forêts primitives où le voyageur doit se frayer un passage la hache à la main.

Mais quand j'eus pénétré cette science qui naguère était pour moi tout mystère et que d'un coup d'œil je vins à mesurer le progrès immense que je venais d'accomplir, je ne saurais exprimer combien cette vue me pénétra de joie, de force et surtout d'espérance. Alors, comme un homme à qui viennent d'apparaître soudainement des clartés inconnues, j'éprouvai le plus vif désir de les montrer à d'autres, et l'avantage heureux que je devais à un certain concours de circonstances favorables, je fus impatient de le communiquer à quelques véritables amis de la science.

Dans cette pensée, je crus pouvoir tenter

un exposé sommaire, et aussi méthodique que possible des idées fondamentales qui constituent la doctrine générale de ce livre. Mais quand ma tâche fut terminée, et que je pus me rendre compte de mes propres impressions et de celles qu'avait produites au dehors la lecture de mon travail, il ne me fut pas difficile de m'apercevoir que, malgré tous mes efforts pour être clair, il régnait encore autour de moi une assez grande obscurité; c'est qu'en effet, un peu d'ordre et de méthode était loin de pouvoir contre-balancer un défaut capital très réel, je veux dire une brièveté excessive, une exposition tronquée et incomplète, surtout en raison de la nouveauté, de l'étendue et de la difficulté de mon sujet. Qu'était-il arrivé? En énonçant les dogmes les plus généraux de la médecine sans les appuyer de tous les développements nécessaires, je n'avais fait, pour ainsi dire, que formuler des théorèmes mathématiques, sans songer que des théorèmes ne peuvent apparaître dans toute leur portée et dans toute leur évidence qu'à des esprits déjà capables d'en fournir par eux-mêmes une complète démonstration.

Cependant, aujourd'hui qu'il m'est permis de juger sans la moindre prévention et le but proposé et les résultats obtenus, j'ose avouer hautement que je ne regrette rien. Si mes intentions ont pu être méconnues de quelques uns, si ma pensée a été mal saisie de beaucoup d'autres, il est, d'autre part, des suffrages éclairés qui récompensent un travailleur consciencieux, bien mieux que ne pourrait le faire le murmure approbateur de la foule irréfléchie. Sous ce rapport, je ne puis le taire, plus d'un précieux témoignage m'a donné la certitude que ni mes vœux ni mes efforts n'ont été complétement perdus, soit pour la doctrine hippocratique, soit pour le jeune athlète qui venait de relever si courageusement son drapeau : j'ai nommé, je crois, le docteur Pidoux.

Quelques développements deviennent ici nécessaires. Pour quiconque veut juger une œuvre scientifique sérieuse, il importe d'évoquer quelques souvenirs, de rappeler certaines circonstances; il importe de chercher à se placer, autant que possible, au point de vue et pour ainsi dire dans le milieu où l'auteur a dû penser, écrire ou agir; cette attention est à la fois un moyen et une garantie pour bien apprécier sa valeur réelle et mesurer l'influence extérieure qu'il a pu exercer ou qu'il peut être appelé à exercer ultérieurement.

Toutes les fois que dans l'histoire on a vu un système nouveau se produire au sein de la médecine, chaque fois aussi on a pu voir la Doctrine hippocratique quitter temporairement le devant de la scène, et comme une souveraine qui se repose sur l'ancienneté et sur la légitimité de ses droits, attendre avec confiance que le temps ait fait justice du nouveau venu, et l'ait emporté dans l'abîme où vont se perdre tous les faux systèmes et toutes les usurpations.

Or, sous ce rapport, peut-être aucune époque n'a-t-elle été témoin de plus curieux spectacles, de plus singulières vicissitudes que l'époque contemporaine.

Vers la fin du siècle dernier, au temps de la domination brownienne, la médecine hippocratique avait commencé à mener une vie retirée et un peu silencieuse. Quelques années plus tard, alors que l'anatomie pathologique vint préoccuper tous les esprits, son influence baissa de plus en plus, et son autorité fut singulièrement compromise. Mais cette décadence graduelle n'était que le prélude de bien d'autres malheurs. En effet, quand le système physiologique vint envahir la médecine et la bouleverser de fond en comble, la doctrine des vingt-deux siècles parut véritablement avoir touché au moment de sa ruine. Chacun sait si, à cette funeste époque, aucune agression lui manqua, si aucune violence lui fut épargnée. L'école de Cos fut saccagée. En vain quelques voix courageuses avaient osé protester contre l'oppression, et voulu lutter contre l'oppresseur; ces voix éloquentes mais isolées avaient été comme perdues dans la tempête. Broussais triomphait, il fallut céder. En attendant des jours meilleurs, le culte du divin vieillard se réfugia dans le sein de quelques disciples fidèles, et le dépôt sacré, remis à des mains pieuses et sûres, fut religieusement conservé : sa destinée est de ne jamais périr.

Quand la révolution médicale sembla toucher à son déclin, et que le calme commença à renaître, l'Hippocratisme reparut au grand jour, et, le code des traditions à la main, il vint revendiquer ses droits légitimes. Mais la nouvelle génération qui ne l'avait pas connu le trouva vieux et suranné, et comme elle ne comprenait pas plus son langage que sa doctrine, elle ne l'écouta point. C'est qu'en effet, il faut bien le dire, la plupart des médecins hippocratistes de cette époque avaient le malheur de n'être pas de leur siècle; tout avait changé autour d'eux et sans eux; et ce changement, eux seuls ne le voyaient pas, ou plutôt ne voulaient pas le voir. Leur premier tort, tort impardonnable sans contredit, c'était de nier qu'une révolution se fût accomplie au sein de la médecine, et de déclamer inconsidérément contre tout ce qu'elle avait produit, le bon comme le mauvais; en conséquence, de proscrire ou de n'accepter qu'avec humeur une foule d'utiles découvertes, sans aucun motif, sinon que ces découvertes provenaient de leurs adversaires, et qu'entre leurs mains elles avaient été des armes dangereuses, de véritables instruments de destruction. S'il était besoin de préciser ici davantage, ne pourrais-je pas citer avant tout les précieuses connaissances fournies par l'anatomie pathologique? Comme cette science était presque nouvelle, elle avait à ce titre excité chez quelques uns une défiance exagérée, chez quelques autres une répulsion véritable; et en définitive, elle parut à presque tous peu compatible avec la doctrine du vitalisme. Mais là était l'erreur, et là était le mal. Dans l'ordre scientifique encore plus qu'ailleurs peut-être, aucun progrès bien réel ne saurait être méconnu ni repoussé impunément. Si la doctrine générale est vraie, loin de redouter ce progrès, elle doit l'adopter avec empressement, car il est certain qu'elle puisera dans cette adoption vie et force. Si elle ne le veut pas, elle se suicide; si elle ne le peut pas, ce progrès la tuera. Mort volontaire ou non, voilà ce qui l'attend.

Telle avait, d'ailleurs, été la pensée de quelques esprits vraiment éclairés, de quelques hommes sagement progressifs, qui dans ces derniers temps, soit à Paris, soit à Montpellier, avaient recueilli l'héritage hippocratique. Tel est aussi l'esprit avec lequel notre jeune auteur et nous-même, s'il peut nous être permis de le dire, en nous associant à ses vues et à ses efforts, nous avons cru devoir considérer et la doctrine de Cos elle-même, et les diverses spécialités scientifiques qui sont nées après elle, ou qui ont été plus particulièrement cultivées en dehors de son propre domaine.

Cependant dans cette œuvre commune la tâche ne pouvait pas être la même pour tous ; comme il y avait deux progrès différents à accomplir dans le champ de la science, deux sortes de travailleurs devenaient nécessaires ; les uns durent cultiver de préférence la forme; les autres exploiter principalement le fond. Mais peut-être était-il avantageux que la réforme dans le langage précédât le remaniement du dogme ; peut-être fallait-il, avant tout, au vieil hippocratisme un moderne interprète qui fît mieux comprendre le passé pour assurer le présent et préparer l'avenir.

Quoi qu'il en soit, dans l'école de Paris, le professeur Cayol se présenta comme un de ces principaux interprètes. Habitué depuis longtemps à puiser aux véritables sources de la science, il ne désespéra pas de trouver dans leur vertu éprouvée un remède qui pût guérir ou fortifier les esprits gâtés ou affaiblis par les doctrines régnantes. Mais avant tout, pour les faire goûter, il fallait les débarrasser des impuretés qu'y avaient surtout laissées le chimisme et l'humorisme grossier des époques antérieures. En d'autres termes, sans toucher au fond de la doctrine antique et sans en modifier la pensée d'une manière ostensible, il s'attacha à la traduire avec toute la fidélité dont il était capable, et en général le résultat fut assez satisfaisant. Aussi, en exposant les dogmes fondamentaux du vitalisme hippocratique dans un langage plus clair, plus épuré et plus rigoureux qu'on ne l'avait fait avant lui, M. Cayol rendit à la bonne cause un véritable service, c'est-à-dire qu'il parvint à mieux disposer en sa faveur un certain nombre d'esprits hostiles ou prévenus contre elle; et en définitive il eut le mérite incontestable, dans une époque difficile, de n'avoir pas laissé périmer les droits de celle à qui il avait offert l'appui de son talent et son généreux patronage.

Cependant ce n'était pas tout, et l'on ne devait pas s'arrêter là. Depuis le commencement de ce siècle, la science bien que fourvoyée n'était pourtant pas demeurée stationnaire. Du moment qu'elle eut fait le premier pas hors de la grande route tracée par Hippocrate et suivie avec succès par tant de médecins illustres, on la vit, pour ainsi dire, se jeter à travers champs, et comme une espèce de folle courir à l'aventure et au gré de son inquiète curiosité. Par bonheur alors il advint ce qui est arrivé à plus d'un voyageur égaré et perdu.

Quelques hommes remuants et actifs, quelques esprits naturellement investigateurs firent d'heureuses rencontres, tombèrent sur certains points inaperçus ou encore à peine exploités. A cette nouvelle, les têtes s'échauffèrent, et l'on vit la foule des travailleurs se précipiter dans cette direction. Alors, grâce à certains procédés plus parfaits, à quelques instruments ingénieux, bien des produits nouveaux furent obtenus, bien des matériaux accumulés. Mais quand le champ de la science en fut encombré, que toutes les mains en furent pleines, l'embarras devint extrême : on ne sut que faire de tous ces produits, on ne sut comment utiliser tant de matériaux, car on avait perdu la trace de la grande route, et désormais toute communication était rompue avec le centre d'activité où toutes ces richesses pouvaient trouver leur placement et leur emploi.

Dans cette occurrence que devait faire l'hippocratisme? Ouvrir un débouché... Son rôle, c'était d'aller au devant de ces travailleurs égarés et de les accueillir eux et leurs richesses; c'était de leur emprunter leurs méthodes et leurs instruments, c'était d'apprendre à se servir de ces méthodes et à manier ces instruments aussi bien et mieux qu'eux, afin de cultiver avec plus d'intelligence et de creuser à une plus grande profondeur le champ qui déjà avait été fertile. Mais en même temps il importait d'avoir toujours les yeux fixés sur le droit chemin et de ne pas oublier le but. Oui, je l'affirme, ce rôle devait être à la fois utile et honorable; de cette manière la Doctrine enrichissait son propre domaine, et du même coup elle se réhabilitait aux yeux de ses adversaires qui la disaient usée et impuissante. En effet, quelle meilleure preuve pouvait-elle donner de sa vitalité et de sa puissance qu'en cherchant à coordonner ces nombreux matériaux, et à s'assimiler cette masse de faits précieux et pourtant stériles? Que dis-je? ne témoignait-elle pas de sa supériorité sur tous ces ouvriers plus réellement actifs qu'intelligents, en leur montrant qu'elle seule possédait un principe de coordination, une faculté assimilatrice, s'il est vrai qu'elle seule possède ce qui leur manque à tous, savoir : une formule générale aussi large et aussi compréhensive qu'elle est certaine et incontestable? En un mot, tout en acceptant beaucoup des mains de ses adversaires, la doctrine hippocratique s'élevait loin de s'abaisser, car alors elle faisait l'acte d'une souveraine à qui tout appartient, et qui sait prendre son bien partout où elle le trouve.

Telle est la mission qui était réservée à l'hippocratisme moderne, tel est le véritable progrès qui lui restait à accomplir. Sans doute il y avait là bien des difficultés à vaincre, mais il y avait aussi de la gloire à acquérir; et à ce double titre cette conquête devait tenter plus d'une noble ambition.

Mais pour entreprendre et consommer une œuvre pareille, plusieurs qualités éminentes étaient avant tout nécessaires: je veux dire une haute puissance de généralisation unie à une grande droiture et à une impartialité à toute épreuve. Autant l'une est chose rare de tout temps, autant les deux autres étaient difficiles à rencontrer à l'époque contemporaine, alors que tant de préventions et tant de rivalités se trouvaient en présence, alors que mille passions et mille intérêts soulevés tendaient à fausser les idées et à obscurcir le jugement. Quoi qu'il en soit, jusqu'à ce jour cette grande pensée n'a pas été réalisée ni cette grande œuvre accomplie. Cependant, si la doctrine hippocratique n'a pas été reconstituée dans son ensemble, si le corps du vieil édifice n'a pas été rétabli dans son entier, nous devons pourtant reconnaître que déjà des ruines ont été restaurées, que certaines parties ont été refaites, et quelques côtés même ornés et embellis.

C'est justice à rendre à l'école de Montpellier: dans cet essai de reconstitution, il est certain que la plus belle part lui revient de droit. En effet, plusieurs hommes d'élite, héritiers naturels de Barthez, se mirent franchement à la tête de ce mouvement à la fois conservateur et progressif: au premier rang on vit briller P. Bérard et Lordat, et grâce à leur talent incontesté, à leurs services éminents et à leurs travaux populaires ils purent inscrire publiquement sur la bannière de leur école cette devise glorieuse : *Olim Coüs, nunc Monspeliensis Hippocrates.*

A Paris, où se trouvait le foyer de la nouvelle révolution médicale, les obstacles devaient être plus puissans, la résistance plus énergique, et le mouvement de réaction plus limité.

Mais si le parti opposant était moins nombreux, il avait pour chef le professeur Récamier. Homme de conviction et de caractère, il était resté dans les plus mauvais jours fidèle à son drapeau, ferme dans ses principes, et toujours on l'avait vu marcher la tête haute à côté de celui qui faisait plier sous son sceptre toute la médecine asservie. Entre de pareils adversaires une lutte corps à corps eût offert un intérêt puissant et dramatique, mais elle ne s'engagea pas. Esprit ardent et fait pour le combat, M. Récamier avait pourtant dédaigné, trop dédaigné peut-être, de se jeter tout entier au milieu de la polémique passionnée de cette époque, sans doute parce que trop souvent elle fut étroite et mesquine. Persuadé, d'ailleurs, que tout ce bruit ne pouvait pas durer, il s'était réfugié dans les hautes régions du vitalisme; mais là il se tint à une élévation telle, qu'il fut inaccessible à la plupart des intelligences, et que les éclairs de son génie ne suffirent pas à percer les nuages dont il s'était enveloppé.

Heureuse alors la médecine, si, parlant de si haut, ce grand maître eût su se faire mieux entendre! Heureux l'enseignement si sa méthode eût été aussi parfaite que sa parole était vive, originale, étincelante! Trop heureuse enfin la science, si à défaut de cette voix trop souvent muette, la plume de l'écrivain se montrait aussi fertile que la tête du penseur est riche d'idées ingénieuses et d'aperçus profonds!...

Que si, maintenant, il fallait rendre à chacun justice, et dire à qui, dans l'école de Paris, le vitalisme et la doctrine hippocratique sont redevables, le premier d'un progrès, la seconde d'une sorte de préservation et de culte estimable au milieu du despotisme et des ravages du physiologisme, nous trouverions deux hommes qui, avec une capacité et une puissance différentes, ont satisfait à cette double mission.

M. Cayol, en couvrant d'une sorte de manteau neuf le Père de la médecine, et répandant sur ses traits comme un faux air de jeunesse, avait réussi à lui ménager sur la scène médicale une rentrée assez favorable, un accueil assez bienveillant. Mais, en déguisant des rides ou en cachant des infirmités, l'art n'avait ni effacé les unes ni guéri les autres. L'illusion ne pouvait donc qu'être éphémère. Restait alors un moyen héroïque mais hardi; c'était de retremper cette vieillesse vénérable, et de transfuser à ce corps fatigué un sang plus jeune et plus vigoureux. M. Récamier, en homme qui ose tout parce qu'il peut beaucoup, ne recula pas devant une œuvre pareille; et le vieil hippocratisme sortit de ses mains, portant le germe d'une force et d'une vie nouvelle. Mais cela fait, il lui jeta à la hâte quelques vêtemens qui allaient mal à sa taille et à sa nouvelle position. Ce fut une faute irréparable. En effet le monde, qui toujours juge superficiellement, ne vit là que mystère et obscurité dans le fond, étrangeté et bizarrerie dans la forme, désordre et singularité dans les manières; tout ce qu'il y avait de sève et de vigueur sous cette rude écorce resta caché à presque tous les yeux. Dès lors la fortune du nouveau vitalisme échoua, ou plutôt son triomphe fut ajourné; bref, l'auteur fut qualifié du titre de Van-Helmont moderne, et il fut jugé... Eh bien! j'accepte ce rapprochement, puisqu'on l'a fait; mais c'est pour me souvenir, avant tout, que Van-Helmont fut une âme élevée et un puissant génie : l'histoire l'atteste, ses œuvres en font foi, sa légitime postérité surtout le témoigne et le proclame; en effet n'est-il pas le père de Stahl et l'aïeul de Barthez?...

Le triomphe, disais-je, n'avait été qu'ajourné. En effet, au milieu de la confusion des partis, au milieu de l'anarchie des doctrines, l'hippocratisme, malgré un certain affaiblissement résultant soit de l'âge, soit des persécutions, était néanmoins la doctrine qui conservait encore le plus de force et le plus d'avenir. Or cette force et cet avenir, il les devait à son principe, le même qui l'avait constitué à son origine, qui l'avait soutenu à travers tant d'épreuves, et qui lui assurait encore une longue et honorable carrière. Les hommes passent, a-t-on dit, et les principes restent; Broussais a passé, et le principe qu'il croyait avoir anéanti lui a survécu comme il survivra à bien d'autres.

Cependant, aujourd'hui que la période critique paraît achevée, et qu'une grande période de réorganisation commence, le moment ne serait-il pas venu de soumettre à un nouvel examen le principe constitutif de cette antique doctrine, de discuter, non pas sa vérité relative, que sa durée seule a suffisamment démontrée, mais bien sa vérité absolue? En d'autres termes, le moment ne serait-il pas venu de se demander si, tout vrai qu'il soit, ce principe est bien un principe premier, si la formule qui le représente est aussi générale et aussi élevée que possible, si cette formule a le pouvoir d'embrasser tous les faits de la science connus ou à connaître, en un mot si ce principe suffit aujourd'hui à toute la médecine, ou s'il pourra lui suffire toujours? Voilà, je pense, la question nettement posée, question sérieuse s'il en fut jamais, car c'est de sa solution que dépend la destinée de l'hippocratisme, ou plutôt c'est pour la médecine entière une question de vie ou de mort.

Tout d'abord nous ne craindrons pas de dire ici notre pensée, et d'avouer franchement une erreur que jusqu'à ce jour nous avions partagée avec bien d'autres hippocratistes. Puisse notre aveu sincère servir à désabuser quelques amis qui se trompent encore de bonne foi! puisse-t-il éclairer aussi quelques loyaux adversaires, ou désarmer d'injustes ennemis! Puisse enfin notre exemple prouver à tous, amis ou ennemis, partisans ou détracteurs, qu'il n'est pas impossible d'allier une juste estime pour la science moderne avec un profond respect pour l'antiquité, et de professer un culte et une admiration pour Hippocrate sans tomber nécessairement dans l'idolâtrie et la superstition!

Faire la confession d'une erreur, surtout invétérée, est toujours chose difficile. Mais la bien faire, ou l'exposer d'une façon convenable et utile, est peut-être plus difficile encore. Si pourtant le lecteur veut bien s'y prêter, il recevra de cet aveu même des éclaircissements qui pourront lui rendre profitable jusqu'à notre erreur, surtout si nous savons bien lui faire parcourir avec nous les degrés qui nous ont progressivement conduit du demi-jour à ce qui maintenant nous apparaît comme la lumière.

Commençons donc par nous représenter le tableau de la médecine contemporaine, et par considérer d'un coup d'œil l'état où elle était il y a quelques années et celui qu'elle nous offre aujourd'hui; voyons-la, depuis la décadence du système physiologique et surtout depuis la mort de son illustre chef, voyons-la fractionnée en une multitude de partis hostiles, déchirée en une infinité de sectes rivales, et en définitive entravée par le scepticisme, pervertie par le matérialisme. D'autre part, suivons la doctrine hippocratique reprenant après une violente dispersion le chemin de Cos, retrouvant son temple dévasté, mais encore debout, son enceinte ouverte, mais bien conservée; voyons-la enfin se réinstaller sans bruit dans l'antique sanctuaire au milieu de ruines à demi réparées et de murs reblanchis.

Supposons que sur ces entrefaites un esprit philosophique, fuyant le scepticisme du siècle, avide d'embrasser une réalité et de croire à quelque chose, s'adresse à la doctrine hippocratique pour y trouver ce qu'il cherche. Son premier regard décèle un homme de foi et d'intelligence, et ses premières paroles annoncent un vaste dessein. Il sait d'avance toutes les grandes choses que les siècles ont racontées de cette imposante école; mais il sait aussi qu'une révolution récente a passé sur toutes ces splendeurs, et que ni les admirations naïves ni les plaintes éternelles ne peuvent rien, soit pour rappeler le passé, soit pour améliorer l'avenir. Il vient donc constater de ses propres yeux le véritable état des choses; il vient voir ce qui est tombé de vieillesse ou ce que la violence a renversé, ce qui a résisté jusqu'ici, ou ce qui promet de durer toujours; mais il vient surtout pour reconnaître la profondeur et la solidité des bases, et mesurer la hauteur du couronnement. Cette revue faite et cette étude achevée, il a fait vœu de consacrer sa vie entière à la restauration de ce grand édifice.

Aux bases profondes de la doctrine, il estime tout d'abord qu'il peut y avoir là place pour toute la science, et l'expérience seule pourra bientôt lui apprendre sur ce point toute la vérité.

Ces bases sont solides, par cela seul qu'elles sont avouées tacitement par la raison humaine. Elles sont jetées comme des axiomes que l'esprit de chacun accepte unanimement et sans discussion. Leur *criterium* est le sens commun. Le grand fait de la vie y est exprimé par sa finalité, et voilà dès lors une méthode qui pourra suffire à l'explorateur le plus timide pour descendre des régions moyennes de la doctrine jusque dans ses cryptes les plus secrètes, et remonter de celles-ci à ses hauteurs les plus lumineuses.

Voilà donc notre penseur qui s'y engage plein de confiance, sur la foi de la grande idée qu'il a rencontrée à l'entrée de la doctrine, et sans se douter que ce fait contient deux choses, savoir : la vérité et sa mesure, un but et le chemin pour l'atteindre, en un mot un principe et une méthode. Il connaît le principe physiologique, c'est-à-dire la grande loi qui établit le règne de la vie sur le fait, et la nécessité d'un antagonisme perpétuel entre les êtres qui en sont doués et ceux qui ne sont régis que par des lois physiques et chimiques. Mais il ne va pas encore jusqu'à poursuivre dans les détails la loi qu'il a reconnue dans l'ensemble; il n'a pas encore la force de comprendre qu'il peut et doit à un certain endroit abandonner la médecine hippocratique sans en abandonner la méthode.

Ainsi, possédant un principe supérieur qui n'est pour lui qu'un fait capital, puisqu'il ne l'a pas encore converti en méthode, il aborde la question ardue de la chaleur animale; et tout en découvrant çà et là dans cette étude vierge, pour ainsi dire, de l'exploration des vrais physiologistes, des rapports bien jugés et des vérités incontestables ou susceptibles de le devenir, il est visiblement incertain, sans pourtant être complétement égaré.

C'est alors qu'ayant la conscience des difficultés dont il est enveloppé, et ne perdant pas l'espoir de les vaincre, il tourne long-temps sur l'hippocratisme, comme pour chercher quelque chose qu'il croit y être et qui n'y est pas, et brise enfin le cercle vicieux et sans issue de cette doctrine avortée ou trop tôt fermée, en élevant à la puissance d'une méthode le grand fait physiologique sur lequel roule tout le naturisme hippocratique.

Dès ce moment, il marche avec plus de fermeté, et reconnaît la double source de la chaleur animale, qui le conduit, par une pente presque insensible, aux sources correspondantes de la fièvre et de l'inflammation.

A la lumière du flambeau qu'il avait dû se créer à lui-même, notre auteur, sans se décourager, se mit à gravir un à un tous les degrés de la physiologie, et à les étudier successivement d'un œil curieux et observateur. Dans sa marche ascendante, bien des choses nouvelles ou mal connues apparurent à ses regards : ici il voit et montre la hiérarchie des fonctions de la vie organique, là il reconnaît et signale les diverses pyrexies s'élevant dans un ordre exactement parallèle à ces dernières ; cette découverte tout-à-fait neuve le conduit facilement à plusieurs autres qui s'y rattachent de près, et lui en laisse entrevoir de bien plus nombreuses placées à un plus grand éloignement.

En remontant l'échelle de la vie organique, il ne pouvait se lasser d'admirer toutes les richesses anciennes, toutes les vérités jusqu'alors inaperçues qui lui passaient successivement sous les yeux, et il se flattait, en s'élevant toujours, d'arriver bientôt en vue des fonctions nerveuses, des curieux phénomènes de la vie animale ; peut-être même ne désespérait-il pas de se trouver à la fin face à face avec les merveilles de l'intelligence. Mais en levant la tête, quel ne fut pas son étonnement ! en ce moment même il venait d'atteindre la voûte de l'édifice, le faîte du vitalisme hippocratique. C'est en vain qu'il promena ses regards dans toute cette vaste enceinte, il ne trouva point les choses qu'il y cherchait, car elles n'y étaient pas, elles ne pouvaient pas y être. Mais voici que tout à coup du haut de cette sommité il lui semble, à l'aide de quelques rayons échappés du dehors, entrevoir dans le lointain comme un immense et brillant domaine ; c'était en effet le vaste champ de la physiologie du système nerveux qui venait de lui apparaître ; c'était bien loin par delà ce dernier, le monde de la psychologie qui se dessinait à peine comme un point lumineux.

Mais que faire alors ? Quel parti prendre ?

Pour aller de ce côté, la doctrine hippocratique n'avait pas de porte. Je me trompe, il y en avait une; mais une seule; c'était la porte par laquelle on était entré, c'est-à-dire qu'il fallait se décider à franchir le seuil qu'on s'était promis de ne repasser jamais. Comme la vérité était à ce prix, l'auteur n'hésita point. En homme de foi et de dévouement, il saisit la méthode dont il avait puisé la première idée dans l'hippocratisme, et la retrempa dans des études philosophiques sérieuses, d'où elle sortit forte et capable d'ajouter au domaine du vitalisme, auquel jusque là le principe des causes finales avait été étroitement appliqué, tout ce que n'avaient pu y voir les hippocratistes anciens et modernes.

Personne n'a pu méconnaître dans ce tableau rapide l'histoire bien réelle d'une exploration scientifique toute récente, et l'analyse sommaire d'un livre que j'ai déjà désigné plus d'une fois.

A son arrivée, notre auteur vous apparaîtra avec son ardeur, ses illusions, ses projets, ses espérances; à son entrée dans la carrière, vous suivrez ses hésitations, ses faux pas, ses longs détours, ses nombreux circuits. Mais plus tard, une fois qu'il sera possesseur d'une bonne méthode et maître de la grande loi qu'il aura trouvée après de laborieuses recherches, vous remarquerez non sans étonnement la hardiesse de ses recherches, l'audace de ses investigations, dirai-je la témérité de ses poursuites ? Alors, suivant qu'il sera infidèle à sa propre méthode, ou qu'il marchera d'un pas ferme à la lueur de la loi générale, vous le verrez tantôt s'engager dans des sentiers tortueux, embarrassés d'obstacles et de dangers, d'erreurs et de méprises, de déceptions et de mécomptes ; tantôt au contraire parcourir d'une manière brillante une large et droite route, semée de belles découvertes, de points de vue nouveaux, de perspectives admirables, et de mille faits intéressants. Suivez-le toujours, et, au milieu de sa course souvent vagabonde, il vous fera assister à bien des luttes et des combats ; sans cesse vous le trouverez aux prises avec de nombreux et puissants adversaires; vous le verrez poursuivant les uns de traits acérés, d'une ironie mordante, de railleries impitoyables ; vous le verrez déclarant aux autres une guerre plus sérieuse, et les attaquant par une polémique en règle, le plus souvent victorieuse. Que si vous avez eu assez d'haleine et de constance pour fournir jusqu'au bout cette carrière si longue, si difficile et toujours si animée, il vous arrivera de voir, à un certain moment, poindre une idée nouvelle qui promet d'être féconde, et briller un trait de lumière qui, pour toute vue perçante, doit paraître destiné à étendre et élargir un jour l'horizon de la science.

Telle est en résumé cette œuvre, aussi remarquable peut-être par ses défauts que par ses qualités, singulier mélange de vérités et d'erreurs, de lumières et de ténèbres ; telle est cette œuvre, ébauche rude et grossière, mais douée d'inspiration et de vie, création informe mais puissante d'un artiste jeune encore, mais plein de verve et de spontanéité, sorte de chaos enfin où fermentent les éléments confondus d'un vaste corps de science, qui n'attend pour éclore que le nouvel exercice d'une volonté éclairée et affermie par l'étude, que le second acte d'une intelligence perfectible et sachant obéir à la loi du progrès.

Cette foi dans l'avenir, cette confiance dans notre auteur, savez-vous où je la puise? Eh bien! c'est précisément dans le résultat de son travail le moins apparent peut-être, dans un résultat aussi imprévu pour lui-même que pour personne, et pourtant le plus significatif à mes yeux. Ce résultat, c'est moins d'avoir recueilli sur sa route bien des choses nouvelles, découvert bien d'importantes vérités, que d'avoir presque à son insu perdu une illusion ancienne, et de s'être dépouillé peu à peu d'une erreur qui lui était chère; c'est moins d'avoir enrichi le vaste domaine de la médecine que d'avoir été amené à limiter au sein de ce domaine le champ de l'hippocratisme, que d'abord il avait cru sans limite; c'est moins enfin d'être entré dans l'école de Cos et d'y avoir fait un brillant séjour, que d'avoir eu plus tard la pensée et la force d'en sortir et d'aller au-delà.

En résumé, dans le cours de son exploration scientifique, être descendu assez profondément pour entrevoir sous ses pieds une mine presque inconnue; être monté assez haut pour découvrir au-dessus de sa tête une perspective immense, et pour ainsi dire un monde nouveau, voilà sans aucun doute le plus beau titre de M. Pidoux, voilà la conquête dont j'aime à le féliciter, convaincu comme je le suis que rien ne pouvait arriver de plus avantageux pour la science, ni de plus honorable pour l'auteur lui-même. C'est qu'en effet, nous osons l'affirmer aujourd'hui, cette vision passagère n'était pas un vain fantôme, ni cette lointaine perspective un mirage trompeur. Tout cela était bien réel, bien certain, car tout cela depuis lors a été positivement constaté sous la conduite d'un guide qui ne saurait égarer, et clairement reconnu à la lueur d'un flambeau qui n'est pas exposé à s'éteindre; ce guide n'est autre que cette philosophie qui va puiser ses inspirations dans une source plus sûre que la raison humaine; ce flambeau, c'est la méthode par excellence, je veux dire la loi divine et éternelle du progrès.

Ici je devrais m'arrêter, car désormais il ne m'est plus permis de faire un pas en avant sans mettre le pied sur une propriété réservée, et sans ouvrir un domaine encore fermé aux regards du public; cependant, dans l'intérêt de la science comme de notre auteur lui-même, quelques éclaircissements me paraissent tellement urgents et nécessaires que je ne puis résister à la tentation de les produire, au risque de commettre une indiscrétion. En attendant donc que M. Pidoux lui-même vienne traiter dogmatiquement cette question de haute physiologie, et répandre sur elle la lumière qu'il a dû puiser dans de nouvelles et fortes études, il me pardonnera de dérober à son amitié confiante et généreuse un faible rayon qui puisse laisser entrevoir au moins sa pensée actuelle et faire préjuger ses desseins pour l'avenir.

J'avertis d'ailleurs le lecteur que ce que je vais dire ne doit être regardé ni comme le dernier mot du progrès que j'annonce, ni même comme représentant exactement l'unité du vitalisme spiritualiste, tel que notre auteur le comprend et l'élabore aujourd'hui. Seulement, cela peut offrir quelques unes des idées générales plus ou moins épurées qui en font partie, et que comporte accessoirement le plan et l'objet de cette préface.

La physiologie comprise dans sa plus vaste étendue a pour objet la connaissance de la nature humaine.

Pour connaître l'homme, il convient de l'étudier dans ses différents rapports, et pour saisir ces rapports, il est nécessaire de se placer avant tout au point de vue d'une force première souverainement intelligente, ayant créé tous les êtres d'après un ordre hiérarchique, suivant un plan progressif et dans un but spécial déterminé.

Or, d'après la véritable doctrine du progrès, telle que l'a formulée la science contemporaine, tout être vivant doit représenter et contenir en soi, au moins dans ce qu'il y a d'essentiel et de fondamental, la série des diverses formations qui sont vis-à-vis de cet être antérieures en existence et inférieures en organisation.

Maintenant si l'homme, comme nous l'enseignent les traditions et comme l'a démontré la science moderne, si l'homme est ledernier être sorti des mains de la puissance créatrice, nous devrons, en vertu du principe posé plus haut, nécessairement retrouver en lui les conditions qui caractérisent chacune des grandes créations qui ont précédé son apparition sur la terre; c'est-à-dire que l'organisme humain devra être assis sur les conditions qui constituent fondamentalement le règne animal et le règne végétal, lesquels à leur tour ont pour support et pour condition d'existence le règne minéral, ou l'ensemble des agents de la nature inorganique. En d'autres termes encore, la puissance intellectuelle ne pourra se manifester que par l'intermédiaire d'un organisme vivant, et cet organisme ou cet instrument lui-même nous représentera l'état le plus parfait de la matière organisée, je veux dire celui que nous observons dans le degré le plus élevé de l'échelle zoologique : telle est la loi qui a présidé à la constitution de l'homme.

Que si maintenant nous soumettons l'organisation à une sorte d'analyse physiologique, nous verrons qu'elle peut être considérée comme étant formée en quelque sorte de trois couches superposées, dont chacune se trouve représentée par l'un des trois règnes de la nature. Ainsi la couche inférieure est fournie par le règne inorganique; le règne végétal forme la couche moyenne; enfin la plus élevée est constituée par le règne animal.

A chacun de ces règnes et à chacune des grandes divisions de la vie, il a été primitivement donné une loi spéciale et imposé une fin tout-à-fait distincte; et pour accomplir cette loi et atteindre cette fin, chacun d'eux a dû nécessairement exécuter des actes également distincts et spéciaux, croissant dans la même progression que la loi et le but.

Or, dans le *végétal,* ces actes spéciaux sont compris sous l'expression générale de *plasticité;* autrement dite force de formation, chimie vivante, affinité vitale.

Dans l'*animal,* outre ces actes, il en existe d'autres caractéristiques de l'animalité, comme la plasticité l'est du règne végétal; et ces phénomènes nouveaux, nécessités par une loi nouvelle, sont compris sous l'expression générale d'*irritabilité* (impressionnabilité, contractilité).

Enfin, l'*homme*, en sa qualité d'être vivant de l'ordre supérieur, manifeste au sein de son organisme les actes propres au végétal et à l'animal; mais, de plus, il a seul reçu en partage une faculté qui le constitue roi de la création, une faculté dont Dieu le doua pour le diriger vers l'accomplissement des hautes destinées où seul il est appelé; cette faculté éminente et divine, c'est l'*intelligence* ou la *raison.*

Quoi qu'il en soit, dans la hiérarchie des êtres vivants, l'homme repose sur l'animal comme celui-ci sur le végétal. L'animal se trouve donc intermédiaire entre le végétal et l'homme, et il est, pour ainsi dire, le trait d'union qui joint les points extrêmes de la vie. Dans l'un, l'animal puise son origine; dans l'autre, il trouve sa véritable fin; c'est-à-dire que, formé à l'aide du premier, il n'a été créé qu'en vue du second; de manière qu'il nous serait aussi impossible de concevoir l'animal en l'absence du végétal que sans l'homme, *et vice versâ*. D'après ces principes, il est évident que l'animal devra reproduire au sein de son organisme l'image de la vie végétative. En effet, c'est sur cette dernière que la vie animale est en quelque sorte greffée, ou plutôt l'une et l'autre sont si bien amalgamées et si intimement fondues qu'elles forment la plus admirable unité, tellement que si nous ne craignions de manquer de rigueur, nous dirions que l'*animal* n'est en définitive qu'un végétal *sensible* et *mobile*, au même titre que l'*homme* a été appelé un animal *raisonnable*.

En résumé, la vie, étudiée à la lumière de la loi du progrès, nous apparaît sous trois formes bien distinctes, et dans trois degrés successivement croissants. C'est donc à bon droit que l'homme, réunissant en lui les divers principes disséminés dans le reste des êtres, peut être considéré comme un abrégé des merveilles de la création, comme un monde en raccourci; en un mot, comme un véritable *microcosme*.

Ces préliminaires étant posés et admis, quiconque maintenant voudra arriver à la connaissance véritable de l'homme sera nécessairement tenu d'embrasser dans son étude tous les phénomènes, sans exception, qui sont sous l'empire des trois grandes lois de la nature vivante, je veux dire les phénomènes de chimie vivante, les phénomènes d'instinct et les phénomènes d'intelligence. — Voilà la condition nécessaire, la condition *sine quâ non* de tout système de médecine qui aspirera à être général, universel, complet; voilà aussi le *criterium* infaillible à l'aide duquel chacun pourra désormais juger la valeur et l'étendue de toutes les doctrines qui ont régné dans le passé ou qui se produiront dans l'avenir.

Eh bien! va-t-on nous demander, l'hippocratisme, cette doctrine si haute et si large, satisfait-il à la condition impérieuse que vous-mêmes venez de poser? A cette question, nous répondrons, sans hésiter, par la négative.

En effet, loin de comprendre l'homme tout entier, l'hippocratisme n'embrasse même pas dans son étude tout l'être vivant. A la vérité, il a admirablement synthétisé les nombreux phénomènes qui concluent à la conservation de cet être vivant, soit dans l'ordre physiologique, soit dans l'ordre pathologique; mais ces phénomènes, tout nombreux et tout intéressants qu'ils soient, ne sont pourtant ni toute la physiologie ni toute la pathologie, et il ne fallait donc pas concentrer là toute son attention. Si sa formule générale exprime bien le rapport qui unit les fonctions nerveuses aux fonctions végétatives, elle n'établit nullement la loi qui lie les phénomènes de la chimie vivante aux phénomènes de la matière brute, et encore moins signale-t-elle le rapport qui unit les facultés de l'intelligence aux fonctions nerveuses ou animales. Autant donc la doctrine hippocratique est satisfaisante, féconde et vraie, lorsqu'à la lumière de sa plus haute généralité on veut étudier les phénomènes de la vie végétative, autant au contraire cette doctrine devient insuffisante, stérile et fausse, quand, à l'aide de cette même lumière, on prétend éclairer les fonctions nerveuses, et à plus forte raison l'intelligence.

En dernière analyse, l'hippocratisme, dans sa plus haute formule, n'a embrassé que le premier degré, que la première assise de la physiologie; dans l'étude de l'homme vivant, il a considéré uniquement les phénomènes de végétation, c'est-à-dire la conservation de l'organisme au moyen des fonctions assimilatrices; en résumé, il n'a vu dans la vie que sa loi première, que sa fin immédiate. Mais pourquoi ce premier degré, pourquoi ces phénomènes de végétation, pourquoi cette fin première? ou bien cette fin est-elle seule et unique, est-elle à la fois première et dernière? Ici point de réponse.

Voilà donc la limite où finit l'ancien hippocratisme, mais voilà précisément où doit commencer le vitalisme futur; c'est là, en effet, qu'avec des phénomènes différents se fait sentir la nécessité d'une loi scientifique tout autre, et qu'avec un but nouveau doit apparaître une formule toute nouvelle, sous peine au médecin non seulement de faire descendre et de dégrader l'homme jusqu'à l'animal, mais de ne pas s'élever même jusqu'à la notion complète de l'animalité.

Telle est, au sujet de l'hippocratisme, notre profession de foi. Que si notre admiration pour cette antique doctrine est aujourd'hui plus limitée et plus restreinte, qu'on sache pourtant qu'elle n'est ni moins vive ni moins sincère, et que si elle est devenue moins exclusive, c'est parce qu'elle est plus réfléchie et par conséquent plus vraie. Non, qu'on ne s'y trompe pas, la doctrine hippocratique n'a pas cessé d'être à nos yeux le plus magnifique monument qui ait été érigé en l'honneur de la médecine : seulement l'expérience nous a appris à reconnaître que ce monument, tout grand qu'il soit, ne contient pas, ne peut pas contenir toute la science ; en un mot, l'école de Cos est encore pour nous le Parthénon de la médecine, mais le Parthénon sans couronnement.

Il en est ici comme de ces vieilles basiliques dont un homme de génie a primitivement conçu la pensée et jeté les larges fondements, dont la construction a ensuite rencontré mille obstacles et mille retards, et dont l'achèvement a exigé la coopération de plus d'un architecte habile, exercé les bras et la patience d'innombrables travailleurs, et nécessité enfin les efforts successifs de bien des générations.

Ainsi, dans l'antiquité, Hippocrate a posé la première assise de l'édifice médical ; dans la longue série des âges suivants, des hommes intelligents et forts, bâtissant sur cette solide base, ont élevé le corps du monument dans toute sa hauteur ; maintenant, c'est à l'époque contemporaine de poursuivre cette grande œuvre, et à la postérité de l'achever.

Gardons-nous donc de démolir sans cesse l'ouvrage de nos prédécesseurs pour recommencer toujours sur des fondements ruineux ou incertains. Déjà trop d'efforts ont été consumés dans des essais stériles, déjà trop d'utiles travailleurs ont été ensevelis sous les décombres des systèmes; trop souvent, enfin, les ouvriers d'une œuvre qui devrait être commune ont perdu leur temps à se jalouser mutuellement, et ont épuisé leurs forces à s'attaquer avec les pierres ramassées du milieu des ruines qu'ils venaient de faire ensemble. Après s'être ligués tant de fois pour détruire, les médecins ne devraient-ils pas enfin s'entendre pour reconstruire ? Mais, avant de songer à cette reconstruction, ne serait-il pas utile et nécessaire de s'accorder préalablement sur le point de départ, de chercher et d'adopter sans retour une base vraiment définitive et immuable?

Or, nous ne saurions trop le répéter (et plût à Dieu que cela fût démontré pour tous), la méthode qui a donné naissance à l'hippocratisme, voilà la base sur laquelle la médecine doit être à jamais assise; le vitalisme des grandes écoles anciennes et modernes, voilà le corps de l'édifice qu'il importe de continuer et de finir. Mais continuer et finir cette œuvre, ce n'est ni entasser pierres sur pierres, ni accumuler matériaux sur matériaux; non, car nous l'avons dit, l'édifice a atteint la voûte, et il attend son couronnement. Arrivée à ce point, l'entreprise devient périlleuse et singulièrement difficile. Pour relier la partie déjà faite à celle qui reste encore à faire, pour composer de ces parties diverses un tout homogène, un ensemble harmonique, une vaste et puissante unité, ce ne sont ni les bras ni la bonne volonté, ce ne sont ni les ouvriers ni l'ardeur qui sont nécessaires et qui nous manquent; mais ce qu'il faut aujourd'hui, c'est une forte et solide tête, c'est une idée nouvelle, c'est une inspiration féconde : en un mot, ce qu'il nous faut et qui nous manque, c'est un architecte. Quand viendra-t-il? je l'ignore.

Cependant, du jour où la synthèse hippocratique a été convaincue d'étroitesse et d'insuffisance; du jour où une loi nouvelle devant se superposer à la loi ancienne et la dominer, a été reconnue et proclamée comme une grande nécessité scientifique ; du jour enfin où la formule de cette loi plus générale, a été plutôt entrevue que consommée, tenez pour certain que, de ce jour, un grand pas a été fait en médecine, qu'une difficulté immense a été abordée et franchie. Pour moi, je ne sais si je me trompe, mais cette idée première jetée en avant m'apparaît comme un de ces blocs qu'un architecte place en saillie dans une pensée d'agrandissement futur ; en un mot, cette idée est à mes yeux la pierre d'attente destinée à former la transition, le lien, le moyen d'union entre le vieil hippocratisme et le néo-vitalisme qui n'a pas encore de nom, mais qui, à coup sûr, constituera la médecine de l'avenir.

Puisque le vitalisme est notre drapeau, notre foi, notre religion médicale, peut-être sera-t-il convenable d'expliquer, ou plutôt de résumer notre pensée à ce sujet.

Deux grandes doctrines ont été et seront éternellement en présence : suivant les diverses spécialités scientifiques, on les voit bien changer de nom, mais jamais de principes : c'est toujours cette grande dualité, formant comme le fond de la nature humaine, bien et mal, esprit et matière. En philosophie, tout le monde connaît le spiritualisme et le matérialisme ; en médecine, il est deux doctrines tout-à-fait correspondantes, et c'est d'elles que nous avons à dire un mot. Ainsi, au système qui affirme que l'organisme humain porte en soi, c'est-à-dire dans le fait seul de sa composition physique et d'un certain agencement des molécules matérielles, la raison première et dernière de son activité, et en conséquence que l'organisme n'existe que par soi et pour soi, il est un autre système diamétralement opposé, qui proclame en principe la nécessité d'une force placée au-dessus de la matière, et créant au moyen de cette matière un organisme qui a pour fonction première de se conserver et de se reproduire, et pour but dernier de servir d'instrument à la puissance spirituelle. L'un est l'*organicisme*, l'autre, c'est le *vitalisme* tel que nous le comprenons.

Cette notion du vitalisme, en jetant un abîme entre lui et l'organicisme, nous paraît encore avoir un double avantage, savoir : de tirer une ligne de démarcation bien nette entre notre doctrine et l'hippocratisme, qui ne considère dans la vie que son but immédiat ; ensuite, de nous séparer franchement de cette foule de médecins qui ont la prétention d'être vitalistes, mais qui en réalité ne le sont que de nom. Combien, en effet, ne voit-on pas dans le monde de ces pseudo-vitalistes qui admettent une force vitale, exactement à la manière de ces philosophes qui veulent bien reconnaître un Etre suprême, mais à condition que pour eux cela ne tirera nullement à conséquence! La plupart, dans la crainte de se compromettre, se refusent tout d'abord à décider la question de savoir si cette force a une existence distincte (je ne dis pas séparée) de la matière, ou si elle n'en est qu'une simple modalité. Et pourtant il en est parmi ceux-là qui s'avancent davantage. Ainsi, comme, dans leurs principes philosophiques, la matière est essentiellement inerte et passive, par conséquent incapable de s'organiser elle-même, ils reconnaissent la nécessité d'une force quelconque, qui puisse lui imprimer l'organisation, le mouvement et la vie, c'est-à-dire qu'implicitement ils reconnaissent cette force comme étant supérieure à la matière, et rationnellement distincte de la matière, par conséquent encore, ne pouvant être, sans contradiction, ni un accident ni une manière d'être de la matière; et cependant, malgré la logique et la raison, ces mêmes médecins n'en persistent pas moins dans leur doute soi-disant philosophique.

Que sont au fond ces prétendus vitalistes? ou des organicistes déguisés et peureux, qui n'ont pas le courage de leur opinion, c'est-à-dire des éclectiques; ou bien des panthéistes qui ont leurs raisons secrètes pour tout confondre: la cause et l'effet, la force et l'instrument, l'esprit et la matière, Dieu et le monde.

Mais cette force admise par une sorte de

respect humain ou de tolérance, qu'est-elle en définitive ? un mot ; que peut-elle ? rien. Or, que signifie dans l'organisme une force purement nominale ? à quoi bon une puissance sans fonction, une loi sans autorité ? Quoi de plus dérisoire enfin qu'une superfluité de ce genre, et quoi de plus intolérable qu'une pareille sinécure ?

Mieux vaut encore l'incrédulité avouée de ces organicistes, qui ne veulent entendre parler en aucune manière, ni de principe vital ni de force vitale, et à qui ces choses répugnent comme autant de fantômes et de chimères. Sans doute on ne pourra s'empêcher de sourire à ces esprits-forts, qui, suivant le mot assez malicieux d'un illustre vitaliste, craignent les *esprits ;* mais, tout en partant d'un faux principe, au moins ne leur est-il pas impossible de faire preuve de quelque logique dans les conséquences.

Mais, d'ici, il nous semble voir se soulever le vieux scepticisme, et déjà nous l'entendons murmurer son éternel et monotone refrain, savoir : que la vie, étant une cause première, quelque chose d'inaccessible à nos sens, ne peut être ni connue ni définie ; qu'en conséquence, il faut se borner à l'étudier dans ses phénomènes, et dans ses *lois*, ajoute-t-il ; comme si, à son point de vue, il y avait dans le monde autre chose que des phénomènes, et comme s'il avait le droit de prononcer ce nom de *loi*, dont l'idée implique nécessairement l'admission d'une intelligence supérieure, ou la supposition d'un *législateur* quelconque, qui assurément n'existe pas, puisqu'on ne peut ni le toucher ni le voir.

Que la vie ne puisse être connue et ne doive être définie dans son essence ou dans sa nature intime, certes il n'y a pas là une grande nouveauté; cela d'ailleurs n'est pas plus vrai pour la vie que pour l'être le plus palpable et le plus visible, pour le corps le plus matériel et le plus grossier.

Toute chose de ce monde ne peut être connue et ne doit être étudiée que dans ses rapports : tel est le premier principe de la bonne philosophie. Or, d'après l'ordre de subordination établi par la doctrine du progrès, la vie nous apparaît placée entre deux forces contraires : ce sont comme deux ennemis contre lesquels elle a à se défendre, double lutte contre double antagonisme; au-dessous la force matérielle, au-dessus la force spirituelle.

Or, quiconque voudra tenter une définition complète de la vie devra la considérer de ce double point de vue : d'une part dans ses rapports avec ce qui la précède, c'est-à-dire comme destinée à réagir contre les lois de la nature inorganique; d'autre part dans ses rapports avec ce qui la suit, c'est-à-dire comme le *substra-*

tum de l'intelligence humaine :—sa domination d'un côté, sa subalternisation de l'autre;— là sa fin immédiate, ici son but médiat et définitif. Ainsi nous ne bornons pas la médecine à la constatation pure et simple des phénomènes ; mais nous nous demandons où tendent ces phénomènes, quel est leur principe et quelle est leur fin, quels rapports les unissent, et quelles lois les déterminent; tout cela est pratique et vrai, car tout cela sert précisément de fondement à l'activité humaine.

Mais aussi une fois cette étude achevée, et certes elle peut suffire à cette activité, nous nous gardons bien de vouloir aller au-delà ; c'est-à-dire de rechercher en dehors de la volonté créatrice le pourquoi de ces rapports, la raison de ces lois, et pour ainsi parler le but du but lui-même. Non, car alors ce serait nous jeter dans ces questions d'essence proscrites autant par la saine raison que par la loi morale, ce serait porter la main sur l'arbre de la science du bien et du mal, enfin ce serait tenter Dieu lui-même. Hélas ! pouvons-nous oublier qu'en médecine plus qu'ailleurs peut-être, cette recherche audacieuse n'a séduit que trop de grands esprits, et qu'ici comme toujours cette funeste témérité n'a abouti qu'à les confondre et à les précipiter dans l'abîme de l'erreur?

Au temps où les conditions matérielles de

l'organisme étaient encore mal explorées et imparfaitement connues, on se rua en quelque sorte dans cette voie avec la folle espérance de pénétrer sur le cadavre le mystère de l'organisation, d'arracher à la mort le secret de la vie; en un mot de faire dire à la matière un mot qu'elle ne sait pas, qu'elle ne saura jamais.

Telle a été l'ambition des anatomistes, tel aussi le rêve des chimistes et des physiciens, telle peut-être sera bientôt la chimère des micrographes. Toutes les fois qu'une *inconnue* vient à être signalée dans un recoin de l'organisme, vite on espère, et l'on court après elle pour lui demander la solution d'une difficulté, et la révélation d'un secret qui fait le tourment de la curiosité humaine; tant il est vrai que l'homme semble poussé par un mauvais génie à aspirer toujours à la science défendue! Vieux souvenir, fatal héritage qui rappelle à la fois et sa première faute et son éternel châtiment.

Mais le savant a beau faire : si la vie a échappé au scalpel de l'anatomiste, si le chimiste ne l'a pas trouvée au fond de son creuset, la vie sera tout aussi invisible à la loupe du micrographe. Alors et toujours le savant accusera l'imperfection de ses moyens, la grossièreté de ses instruments, quand c'est la faiblesse de son esprit et l'infériorité de sa nature, quand c'est lui-même enfin qu'il devrait accuser.

La conception ontologique de la vie ou de la force vitale a été la véritable pierre d'achoppement de la grande majorité des physiologistes. Notre opinion, autrefois indécise et incertaine sur ce point litigieux, est aujourd'hui bien nette et bien arrêtée. Nous pensons fermement que, dans l'intérêt de la science, l'idée d'une force, ayant une existence propre et indépendante, doit être définitivement écartée. En effet un principe vital substantiel faisant l'office d'une divinité de second ordre qui serait en quelque sorte incorporée à l'organisme et chargée de le conduire à ses fins, ce principe nous semble comme un vestige de cet antique *sabéisme* qui après avoir disparu du reste de la nature avait trouvé son dernier refuge dans la physiologie.

Que si, à ces forces devant être rationnellement distinguées de la matière, mais dont peu d'esprits sont capables de se faire une notion exacte et rigoureuse, nous venons à substituer le mot ou à donner le sens de *lois*, mais de lois véritables, avec l'idée d'un législateur suprême gouvernant par elles la nature soit morte, soit vivante; dès lors toute discussion sérieuse cesse et tombe, comme toute trace de superstition s'efface et disparaît.

En résumé donc, la vie dans son essence, c'est folie à l'homme que de vouloir en pénétrer le mystère; on y croit et on l'accepte, mais on ne saurait ni la voir ni la concevoir, car la vie, c'est une *loi*, c'est un ordre d'en haut, c'est-à-dire quelque chose d'immatériel et d'invisible manifesté au moyen d'un organisme visible et matériel. Telle est notre conclusion et telle est notre philosophie.....

Mais il est temps de m'arrêter, car s'il me fallait dire tout ce que mon sujet comporte, un livre ne suffirait pas. Or, c'est précisément pour n'avoir pas un livre à faire, ou plutôt c'est pour me dispenser de refaire cet opuscule que j'ai pris le parti d'y ajouter en manière de préface quelques lignes d'avertissement. Mais cet avertissement a pris, pour ainsi dire à mon insu, une importance telle que j'ai pu craindre à la fin que la préface n'effaçât, sous plus d'un rapport, le corps même de l'ouvrage, bien qu'à la rigueur cette circonstance fût peut-être ce qui pût arriver de plus heureux à l'auteur.

En effet, quand, en commençant, je disais que ce travail, dont l'existence remonte à peine au-delà d'une année, était déjà vieux, ce n'était pas de ma part un acte de vaine modestie, mais c'était l'expression sincère de ma pensée intime et la confession d'une vérité trop certaine. La raison en est simple : mon livre, n'étant en réalité que l'image et le reflet d'un autre livre, devait nécessairement partager la destinée de ce dernier, et c'est ainsi qu'en raison des modifications considérables et des nombreux perfectionnements apportés par M. Pidoux dans ses doctrines, son ouvrage, en vieillissant rapidement, est venu me frapper moi-même du même coup d'une vieillesse anticipée. Loin d'éprouver le moindre regret de ce résultat, je puis dire que j'en ai senti au fond du cœur une véritable satisfaction : en effet, qu'est-ce qu'une chétive raison d'amour-propre ou d'intérêt personnel devant la grande question de la vérité et de l'avancement de la science ?

Pourquoi donc venir aujourd'hui exhumer ce travail des colonnes d'un journal qui selon toute apparence étaient destinées à lui servir de tombeau ? Pourquoi surtout le reproduire tel qu'il a paru à sa naissance avec ses défauts, avec ses erreurs même, pourquoi le présenter encore tout couvert pour ainsi dire des taches, des souillures du premier âge ? Je réponds d'abord que, pour des raisons dont je puis être le seul juge, je n'ai pas cru devoir changer en rien mon travail primitif; j'avouerai ensuite qu'en me décidant à le publier dans cet état, je me suis rendu à l'invitation et aux conseils de quelques personnes bienveillantes, trop bienveillantes peut-être, qui n'ont pas désespéré de voir remplir à cet opuscule, tel qu'il est, un rôle quelque peu utile, et peut-être même de lui voir faire dans un coin retiré de la science un chemin sinon brillant au moins honorable. Quel que puisse être d'ailleurs le sort de ce premier essai, j'espère pourtant n'avoir pas à en rougir : ses erreurs et ses défauts me sont tous parfaitement connus ; en général je les crois faciles à corriger et partant peu dangereux : au besoin même j'ose compter sur la bienveillance autant que sur l'intelligence de ceux qui auront lu attentivement et bien compris la dernière partie de cette préface, pour faire d'eux-mêmes les principales rectifications.

Quoi qu'il en soit, quand la carrière commence, et que, selon toute probabilité, elle doit encore être longue, il peut être aussi utile à un jeune auteur de ne pas oublier son point de départ que de considérer le point d'arrivée. En effet, le souvenir des premiers faux pas sera pour lui une raison de prudence et de circonspection pour le présent, comme la vue du chemin déjà parcouru deviendra un motif de confiance et d'encouragement pour l'avenir.

CONSIDÉRATIONS NOUVELLES

SUR LA

DOCTRINE HIPPOCRATIQUE.

Un illustre écrivain disait dernièrement : « En notre temps, nous vivons vite, hommes et choses. » Ces paroles, qui avaient trait à nos révolutions politiques, peuvent s'appliquer avec autant de raison à nos révolutions scientifiques et médicales ; des deux côtés même promptitude dans le succès, même rapidité dans les revers : les célébrités s'usent vite, le règne des grands noms comme des grandes idées est éphémère ; telle doctrine qui autrefois eût pu espérer un siècle au moins de durée, aujourd'hui naît, se développe et meurt dans l'espace de quelques années, et déjà la génération médicale actuelle a pu assister au triomphe et à la chute de deux grands systèmes, représentés par la nosographie de Pinel et par la médecine physiologique de Broussais.

A cette instabilité de la médecine, qui est un objet

de scandale pour le monde et une cause de déconsidération pour notre art, je pourrais trouver un grand nombre de raisons; mais je signalerai ici seulement les trois principales : d'abord, le vice même des systèmes en général, qui, fondés sur une idée plus ou moins élevée, mais toujours d'un ordre secondaire, recèlent en eux-mêmes, et par ce seul fait, le germe d'une mort plus ou moins prochaine; ensuite la diffusion plus grande des lumières et les progrès réels de la raison publique, qui n'ont pas tardé à faire reconnaître le côté faible de ces deux dernières conceptions systématiques; enfin leur apparition à une époque de libre examen, de doute et de scepticisme, où toute foi dans l'autorité est éteinte, où chacun se croit appelé à discuter tout nom nouveau, à contrôler et juger toute doctrine nouvelle.

Quoi qu'il en soit, la révolution violente apportée par la médecine physiologique est arrivée à son terme après quelques années; ce brillant système, auquel on avait tant de fois prédit l'immortalité, n'est plus aujourd'hui qu'un grand édifice en ruine, et pour s'écrouler il n'avait pas même attendu la mort de son auteur.

Après ce grand événement, qu'est devenue la médecine? Personne ne l'ignore : il lui est arrivé ce qui arrive toujours à la suite de toute grande révolution médicale: elle est tombée de l'éclectisme dans l'empirisme. Le temps de l'éclectisme a été court; par sa nature ce parti ne sera jamais ni nombreux, ni puissant, ni durable; quand on a plusieurs drapeaux, c'est-à-dire pas de principes, la confusion se met vite dans les rangs, et bientôt vient la dispersion et la déroute.

Aujourd'hui donc la médecine n'a plus de chef, l'anarchie est complète, et la science, livrée au scepticisme, est menacée de dissolution.

Si, après tant d'autres systèmes, la doctrine physiologique est tombée, sa chute seule la condamne. En effet, comme l'a dit un médecin philosophe, il n'en est pas des systèmes comme des individus, il ne leur est jamais permis d'accuser la destinée, et malheureux, ils ont toujours tort.

D'autre part, une système une fois tombé ne se relève plus; quelquefois, à l'aide d'une adroite transformation, il parvient à surprendre l'attention publique; mais bientôt démasqué et reconnu, c'en est fait de lui, il était jugé d'avance. Seulement, quand l'idée principale sur laquelle ce système était fondé se trouve être vraie, elle est recueillie par les systèmes qui lui succèdent, et en prenant son rang légitime dans la hiérarchie scientifique, elle obtient une valeur qu'elle ne saurait plus perdre.

Cependant, quand on étudie avec soin l'histoire des nombreuses révolutions médicales qui se sont succédé depuis la fondation de la science, il est un événement singulier qui vient frapper l'attention: c'est, à des intervalles plus ou moins longs, la réapparition sans bruit, sans éclat, sans violence, d'une doctrine qui, créée par un des plus grands génies de l'antiquité, est glorieusement représentée dans tous les siècles par les plus beaux noms de la science médicale; d'une doctrine qui a résisté aux ennemis les plus acharnés comme aux amis les plus dangereux; d'une doctrine enfin qui, au moment où on la croit oubliée et morte à jamais, vient réaliser l'emblème de la vieille mythologie, et reparaît dans le monde enrichie des acquisitions que ses ennemis se sont chargés de faire à son profit, et trouvant de nouvelles forces dans les armes qui avaient été destinées à l'exterminer : cette doctrine, tout le monde nous a deviné, n'est autre chose que la doctrine hippocratique.

Nous avons dit que dans chaque siècle la médecine hippocratique avait eu ses représentants. Le divin vieillard avait laissé comme le code de la médecine, où les grandes lois étaient posées, les grands principes formulés, les dogmes fondamentaux établis. Or l'œuvre de chacun de ses successeurs a été d'appliquer ces lois, de développer ces principes, d'interpréter ces dogmes, et l'œuvre de l'avenir sera de tirer de ces prémisses les conséquences les plus lointaines, et de faire rentrer dans le domaine hippocratique tous les faits que les découvertes ultérieures pourront enfanter et produire.

Aujourd'hui nous assistons à une époque d'anarchie qui suit ordinairement la chute de tout grand système : chacun de nous le sent, le reconnaît, le proclame. Or, si le passé est la prophétie de l'avenir, si des mêmes causes doivent sortir des effets semblables, il est permis de s'attendre à voir reparaître bientôt cette doctrine toujours renaissante, et avec elle et pour elle quelque nouveau représentant.

Celui qui, à notre époque et dans notre école de Paris, oserait concevoir l'espoir de réhabiliter et de restaurer l'hippocratisme devrait avant tout rechercher trois choses bien essentielles, savoir: 1° ce qui manquait à cette grande doctrine médicale avant le commencement de ce siècle; 2° en quoi a consisté le travail des quarante dernières années qui viennent de s'écouler; 3° si le résultat de ces travaux vient ou renverser ou compléter l'édifice élevé à Cos il y a vingt-deux siècles.

1° Pour connaître ce qui manquait à l'hippocratisme tel qu'il est sorti des mains du père de la médecine, et tel qu'il nous a été transmis par ses nombreux et légitimes successeurs, il faut avant tout jeter les yeux sur la constitution intime de l'homme, sujet de nos études; considérer les trois faces de l'être vivant, les trois conditions de son activité, sans lesquelles il est impossible d'avoir une notion complète de la vie: or, ces trois conditions de tout appareil vivant sont: les *continentia*, les *contenta*, les *enormonta*.

Hippocrate et ses successeurs ont-ils porté, ont-ils pu porter une égale attention sur chacun de ces éléments de composition de l'homme? non, assurément. Si par *continentia* on entend et on doit entendre le *cadavre*, l'ensemble des appareils, l'anatomie normale et pathologique, le mécanisme des fonctions, la physiologie organique, le diagnostic local et anatomique, le fait matériel et accompli; enfin tout ce qui a rapport à l'organisation, à la structure de la machine, il est de toute évidence que l'hippocratisme des siècles derniers avait à cet égard de nombreux *desiderata*, d'importantes lacunes: on peut même dire que sous ce point de vue ses connaissances étaient communes, superficielles, grossières, souvent nulles: aussi il ne nous en coûte pas de reconnaître que sous ce rapport la médecine hippocratique était vraiment à l'état d'enfance. Malgré cette étude imparfaite du côté matériel et anatomique de l'homme, les hippocratistes étaient pourtant de grands médecins; leurs œuvres sont encore là pour l'attester : c'est que leur attention, fixée sur les deux autres conditions, *contenta*, *enormonta*, leur a fait admirablement voir et saisir deux choses de première importance pratique dans l'observation de la maladie, savoir: 1° la cause réelle ou prochaine, c'est-à-dire un principe nuisible introduit du dehors ou formé spontanément dans l'organisme et suscitant une série de phénomènes insolites, une sorte de fonction accidentelle ayant pour but l'élimination ou la neutralisation de la cause morbifique; 2° ce *but* lui-même et la *force vitale* conservatrice et médicatrice préposée au développement et à l'entretien des êtres vivants dans la maladie comme dans la santé.

2° Mais quand vint la philosophie du dix-huitième siècle avec son scepticisme et son matérialisme, il y eut une immense perturbation dans les sciences naturelles et médicales; la considération des causes prochaines ou véritables dans les maladies, la considération du but, et par conséquent de la force, fut totalement mise de côté, par la raison que cela ne tombait pas sous les sens et n'était pas du ressort de l'expérimentation directe; et dès lors l'hippocratisme, qui est principalement fondé sur ces deux conditions de toute activité, tomba dans un complet discrédit. — De ce moment, tous les esprits, tous les efforts sont concentrés sur un seul point, celui qu'avait négligé l'hippocratisme. On étudie les phénomènes en eux-mêmes, on pousse l'investigation du fait accompli jusque dans ses derniers détails. La matière et ses propriétés, les actes considérés isolément, leurs formes, leur classification, leurs caractères, leurs signes, leurs communautés, leurs différences, leurs spécificités, tous leurs signalements, en un mot tous les états, toutes les modifications qu'ils peuvent revêtir, tout cela est exploré avec une infatigable persévérance; enfin tout ce qui restait à connaître dans l'organisme humain, c'est-à-dire tout ce qui a rapport aux supports, aux instruments, atteint des limites très reculées.

3° Mais toutes ces belles acquisitions, séparées de la science du passé, sont ou tout-à-fait stériles, ou d'une utilité très secondaire; car ces instruments et ces phénomènes, si minutieusement étudiés, n'ont pas en eux-mêmes la raison de leur activité. Que sert de savoir tout ce que l'analyse et l'expérimentation, tout ce que l'observation empirique et l'étude *à priori*, nous ont appris sur les supports et les actes, si nous ignorons ou voulons ignorer les causes et la fin de ces activités, le but du jeu des instruments ou des organes?

Qu'est-ce qu'une activité sans but? qu'est-ce qu'un instrument sans un principe de mouvement, sans une tendance et une fin? Qu'on cherche par un effort d'imagination à concevoir un phénomène en l'absence de ces deux conditions, dont on ne veut pas tenir compte. Cela est impossible, car cela est illogique.

En résumé, nous croyons, d'après ce qui précède, pouvoir conclure que les progrès faits depuis quarante ans dans la connaissance du côté matériel de l'homme, loin de renverser l'hippocratisme, sont venus combler le vide, remplir les lacunes nombreuses qu'il avait à déplorer, et cette fois encore les adversaires de cette grande doctrine auront, sans le vouloir et sans le savoir, admirablement travaillé dans les intérêts de leur ennemie.

Ces considérations préliminaires, qui sans doute exigeraient de plus amples développements, pourront peut-être légitimer les espérances que nous émettions plus haut sur la possibilité d'une restauration plus ou moins prochaine de la médecine hippocratique. Nous ne craindrons même pas d'ajouter que ces espérances ont déjà reçu un commencement de réalisation; en effet, au sein même de l'école de Paris, quelques voix ont osé s'élever en faveur de doctrines long-temps oubliées et proscrites; et sans parler d'écrits très remarquables sortis de l'école de Montpellier, un livre vient récemment de paraître, qui peut être considéré comme une première et hardie tentative faite pour rappeler la médecine dans les voies dont elle s'est écartée depuis l'invasion de la philosophie moderne. Ce livre, ou plutôt ce travail, est renfermé dans le troisième volume du Traité de thérapeutique et de matière médicale publié par MM. Trousseau et Pidoux; il a pour titre : *Recherches sur la chaleur animale*, *la fièvre et l'inflammation*, *pour servir à la médecine antiphlogistique*, et il a pour auteur le docteur Pidoux.

En raison de la valeur et de l'importance que nous paraît mériter cette œuvre scientifique, nous croyons qu'il pourra être utile d'en faire un sérieux examen et d'entrer dans certains développements destinés surtout à la faire connaître dans son unité, son ensemble et ses grandes généralités; ce sera pour nous moins une analyse proprement dite qu'une occasion naturelle d'indiquer l'esprit général dans lequel doit être conçue et étudiée la médecine hippocratique.

Afin de mettre une méthode nécessaire dans cette étude, qui doit être longue et difficile, nous introduirons dans notre travail quelques grandes divisions; ainsi, après quelques réflexions critiques, nous présenterons la partie dogmatique sous les quatre chefs suivants : 1° philosophie, 2° physiologie, 3° pathologie, 4° thérapeutique générales.

Avant d'aborder l'exposition des principes généraux de médecine qui doivent faire le fond de notre travail, il nous paraît utile et convenable de jeter un coup d'œil sur les ruines au milieu desquelles nous a laissés la chute de la doctrine dite physiologique, dans le but de reconnaître, et, s'il se peut, de préparer le terrain où puisse être reconstruit un jour l'édifice hippocratique que cette dernière a entièrement dévasté.

Au milieu de la confusion et des éléments dispersés de la médecine actuelle, on peut cependant distinguer deux partis qui offrent un simulacre d'organisation, et qui s'agitent beaucoup pour se disputer bien vainement le sceptre tombé des mains de Broussais; ce sont : le *numérisme*, représenté par M. Louis, et la *médecine exacte*, qui a pour chef M. le professeur Bouillaud.

Nous allons donc, en nous inspirant de la pensée de notre auteur et recueillant certains traits caractéristiques de la critique qu'il fait de l'école de Paris, dessiner rapidement ces deux puissances de l'époque médicale actuelle.

NUMÉRISME.

Dans ce parti on fait franchement profession de foi d'empirisme, et l'on pose en principe que la physiologie ne peut et ne doit pas faire la base de la pathologie, non seulement la physiologie actuelle, qu'on qualifie de roman, mais la science de la vie en général, à laquelle on ne paraît pas ajouter foi; et on érige ainsi la pathologie en science tout-à-fait indépendante, comme si l'homme n'était plus un *être vivant*, du moment qu'il devient *malade*.

Ecole anti-philosophique qui a pour épigraphe, *que la vérité est dans les choses et non dans l'esprit qui les juge;* déniant à l'intelligence humaine le droit d'intervenir avec toute son activité dans l'étude de la nature, condamnant l'observateur à un état à peu près passif, et pour conclusion logique ne croyant pas à la possibilité de la science. — Aussi on ne veut pas s'informer de ce que c'est que la *maladie;* on ne voit là que des groupes de symptômes chez le vivant, et des altérations anatomiques sur le cadavre, sans s'inquiéter le moins du monde s'il y a ou s'il peut y avoir quelque chose d'antérieur à ces deux faits qui pourrait être considéré comme cause, telle que serait une modification vitale; mais cela doit être chose toute chimérique, par la raison que cela ne se voit pas, ne se touche pas... — Il en résulte que, dans cette école, la médecine est plutôt étudiée comme un objet d'histoire naturelle que comme l'art de guérir; tout ce qui va au delà d'une simple description phénoménale est traité de pure hypothèse, la science des indications de fantôme insaisissable, et la thérapeutique rationnelle de prétention imaginaire pour ne pas dire ridicule.

Comme on a repoussé le haut raisonnement de l'étude de la médecine, et banni l'induction comme moyen trop dangereux, on a été conduit fatalement à chercher un principe de certitude dans les nombres, et on est arrivé en définitive, par un abus incroyable de la statistique, à substituer l'impression des sens à l'observation, les chiffres à des principes, l'énumération à l'analyse, les *moyennes* à une synthèse philosophique. — Enfin, négation de toute théorie, horreur superstitieuse pour toute systématisation scientifique, proscription de toute littérature médicale, affectation de mépris pour toutes les œuvres de l'antiquité, dont on semble n'avoir retenu que la table de Pythagore.... Voilà le numérisme!

MÉDECINE EXACTE.

Dogmatisme bâtard, né de l'alliance de la doctrine physiológique avec *l'iatro-mécanicisme* rajeuni, et soutenu à l'aide d'une philosophie médicale que les connaisseurs jugent un peu trop retentissante pour de la bonne et solide philosophie. Système mal assis, sans unité, sans proportion et sans force, reposant d'une part sur une physiologie qui prend son principe dans une faculté de second ordre, *l'irritabilité*, par conséquent insuffisante; de l'autre, cherchant vainement un point d'appui dans les sciences physiques appliquées d'une manière abusive à l'interprétation des phénomènes vitaux.

Sa devise porte : *que la médecine doit tendre à devenir une science exacte.* Pour y être fidèle, on apporte dans le recueil des faits médicaux une *exactitude* fort louable en principe, mais qui devient vicieuse dans l'application, parce qu'en notant avec scrupule les détails les plus minutieux des maladies, elle commet la faute de les confondre et de les placer sur la même ligne avec les données les plus fondamentales de la médecine pratique, quand toutefois sa préoccupation pour les objets de pure curiosité n'a pas fait méconnaître ou négliger les choses véritablement utiles, surtout dans l'étude des maladies chroniques. Ce défaut d'ailleurs n'appartient pas exclusivement à la médecine dite exacte, il est même encore plus saillant dans le numérisme, où l'amour des menus détails, du morcellement et de la dissociation, devient sérieusement menaçant pour la médecine; car, au train où l'on va, les faits, c'est-à-dire les matériaux de la science, seront bientôt réduits à l'état de poudre impalpable.

Doctrine pathologique fondée en très grande partie sur le phénomène de l'*irritation*, dans laquelle la maladie est comparée à un ennemi qu'il faut poursuivre et combattre à outrance ; engendrant logiquement une doctrine thérapeutique dont le but est de juguler la maladie, dont le grand moyen est la méthode des saignées coup sur coup, moyen précieux dans les mains d'un médecin véritable, mais très dangereux s'il tombait entre les mains d'un empirique.

C'est dans cette école que l'élève, prenant la devise au sérieux, en est venu, sans être désavoué du chef, jusqu'à donner à la formule thérapeutique toute la rigueur d'une formule algébrique, et par là même il a fait à son insu la meilleure critique possible de la *médecine exacte* et de la sentence inscrite à son frontispice; car soit qu'elle renferme un simple jeu de mos, soit qu'elle exprime l'idée d'un fait réel pour le présent, ou d'une espérance pour l'avenir, on y découvrira nécessairement ou une puérilité, ou une erreur, ou une illusion, c'est-à-dire, dans tous les cas, une faute et un danger.

Du reste, en raison même de l'insuffisance reconnue des principes physiologiques et pathologiques sur lesquels on s'appuie, force est bien à la médecine exacte d'emprunter le secours des chiffres, que le dogmatisme inflexible du maître avait solennellement repoussé; et, malgré une grande prétention à la médecine rationnelle, on est conduit, aussi bien que dans la secte empirique pure, à se réfugier dans la statistique, en se flattant toutefois, non peut-être sans quelque raison, de mieux observer, mieux analyser, mieux catégoriser les faits médicaux sur lesquels elle opère.....

Voilà le numérisme et la médecine exacte!

S'il fallait établir un parallèle entre leurs auteurs, nous saurions faire une grande distinction : — là un travailleur infatigable et consciencieux sans doute, mais qui, un bandeau sur les yeux, poursuit imperturbablement sa tâche sans rien voir ni rien entendre autour de lui, et qui se plaît, veut rester et restera dans les ténèbres;— ici un homme intelligent qui, s'il se trompe et s'égare, aime au moins et cherche la lumière. Entre eux donc le choix ne devrait être ni long ni difficile.

Mais comme il s'agit ici d'une question, non de personnes, mais de principes; comme nous considérons les deux doctrines moins dans leurs détails que dans leur plus grande généralité, le doute nous semble permis. A en juger par un examen superficiel, à en juger surtout par leur rivalité et leurs bruyantes querelles, on pourrait les croire séparées par des principes radicaux. Sans doute il existe entre elles quelques différences, il en est même d'assez notables; mais, aux yeux de l'observateur haut placé, toute nuance disparaît. Ces deux sectes ont beau vouloir se fuir, elles ont beau se renier mutuellement et se haïr, une force plus puissante que la volonté et la haine les retient et les retiendra toujours sous le même toit; ce sont les liens du sang, c'est la communauté d'origine; car si l'une est fille du scepticisme, l'autre est issue du matérialisme; toutes deux viciées dans leur source, et frappées d'imperfectibilité; toutes deux méconnaissant la véritable nature de l'homme, sujet de notre étude, et toutes deux, enfin, un peu plus un peu moins, doctrines du fatalisme et du *fait accompli.* — Il est un seul point sur lequel ces deux partis rivaux savent s'accorder: c'est dans un superbe dédain pour la médecine hippocratique, qui d'ailleurs ne leur paraît guère connue que de nom et de réputation; tandis qu'elle, leur devancière et leur aînée, croit les connaître pertinemment, et pourrait leur apprendre au besoin une chose dont ils ne semblent guère se soucier, savoir: d'où ils viennent, où ils sont, où ils vont.

Ces portraits pourront paraître sévères, cependant ils sont vrais. Mais pour que la ressemblance pût frapper tous les yeux, chaque trait de caractère demanderait des développements que ne comporte pas une simple esquisse. Du reste, il nous arrivera sans doute de rencontrer plus d'une fois sur notre chemin les doctrines qui ont posé devant nous en qualité de modèles, et autant qu'il nous sera possible dans un travail de ce genre, nous ne négligerons rien pour les faire mieux connaître.

CHAPITRE PREMIER.

Principes généraux de philosophie médicale.

Ce serait un usage grand et utile que, dans tout traité de médecine dogmatique, l'auteur commençât par faire connaître sommairement l'idée-mère qui a inspiré son livre, la méthode qui l'a dirigé, enfin les principes de philosophie générale qui l'ont guidé et soutenu dans le cours de son œuvre scientifique. Nous disons que dans cet ouvrage il y aurait avantage et pour l'auteur et pour le lecteur : pour l'auteur d'abord, qui, lié par la nécessité de cette sorte de profession de foi, se préparerait à comparaître devant son juge naturel, le public, par l'étude sérieuse de la philosophie, qui, en fortifiant son esprit et donnant de l'élévation à ses idées, l'aiderait encore à mettre dans son œuvre cette unité dans l'ensemble et cette harmonie dans les détails, qui sont choses si rares dans la plupart de nos productions scientifiques. — Ensuite, utilité pour le lecteur, qui par ce moyen trouverait à l'entrée du livre comme un flambeau pour l'éclairer dans le chemin qu'il doit parcourir, et mettre ainsi chacun en mesure d'approuver ou de critiquer en connaissance de cause. De cette obligation il résulterait certainement beaucoup de mauvais livres de moins et quelques bons de plus : en résumé, double bénéfice pour le public.

Or, le docteur Pidoux a réalisé en partie le vœu que nous venons d'exprimer, et suivant d'ailleurs l'exemple déjà donné par d'illustres médecins, il nous expose dans sa préface les principes les plus généraux de philosophie qui sont comme la clef de tout son travail ; nous allons les retracer brièvement, et nous y ajouterons quelques considérations de physiologie générale qui sans doute pourront paraître inutiles ou déplacées à certains médecins de l'école empirique ; mais nous avons déjà fait pressentir qu'en pareille matière nous serions toujours prêts à décliner leur compétence, et nous espérons, par compensation, trouver grâce et appui auprès des véritables observateurs, c'est-à-dire de ceux qui croient à la science et pour qui la science est le véritable fondement de l'art.

L'esprit humain, pour étudier un fait ou un ensemble de faits d'une manière complète, doit passer successivement par quatre points de vue de plus en plus élevés. Afin de les mieux fixer dans la mémoire et d'en faciliter l'intelligence, l'illustre *Ampère* leur donne à chacun un nom particulier, dont l'étymologie grecque ne doit pas effrayer des médecins ; ce sont les points de vue : 1° autoptique, 2° cryptoristique, 3° troponomique, 4° cryptologique.

Dans la première opération, l'observateur applique les sens à la chose qu'il veut étudier, il considère les objets en eux-mêmes ou d'une manière isolée ; tout au plus peut-il se permettre de compter ces faits en les réunissant par groupes, d'après la différence de leurs caractères physiques, et rien de plus. C'est le point de vue de l'observation purement matérielle, de la statistique brute, c'est le premier pas dans l'étude de la science.

Dans la seconde opération, l'esprit commence à intervenir, il saisit les premiers rapports de cause à effet, lie un phénomène bien visible à un autre qui l'est moins, et recueille, comme le dit le professeur Lordat, le premier soupçon des causes cachées des faits ; c'est l'*induction* la plus *immédiate*, la première *vendange* de Bâcon ; à ce point de vue la science véritable n'est pas encore possible.

Dans la troisième opération, l'esprit compare les faits observés isolément dans la première, soumis à la plus simple analyse dans la seconde; il les étudie sous toutes leurs faces, dans toutes leurs modifications possibles, puis il les classe et les réduit en lois générales. C'est l'*observation complète*.

Enfin, dans la quatrième opération, ces lois générales particulières sont étudiées entre elles, puis rapprochées des autres lois générales des autres choses du monde, afin d'en apercevoir les rapports, et de là arriver à la notion des causes ou des forces d'où ces lois proviennent ; c'est le point de vue *encyclopédique*.

A ce dernier point de vue s'arrête l'intelligence humaine ; au delà il n'y a plus que Dieu, c'est-à-dire la grande cause première qui tient tous les phénomènes, toutes les lois, toutes les forces de l'univers sous sa dépendance.

Réduits que nous sommes à faire une simple mention de ces quatre opérations intellectuelles, qu'il nous soit permis de donner à nos lecteurs le conseil de les étudier attentivement à leur source même, dans l'*Essai sur la philosophie des sciences* d'Ampère, ensuite de consulter la préface du docteur Pidoux, et surtout de méditer les *Leçons de physiologie* du professeur Lordat, véritable chef-d'œuvre de goût, d'esprit et de science, où cette analyse si simple, si vraie et si lumineuse, a reçu de grands développements et de belles applications à la science médicale. Il serait bien à désirer que la connaissance de ces quatre points de vue devînt populaire dans le monde savant ; comme ils sont l'expression fidèle de la nature même de l'esprit humain, et le calque des procédés par lesquels il doit nécessairement passer dans l'étude des faits dont se compose toute science, leur seule énonciation serait une réfutation victorieuse de cette école qui, de son autorité privée, prétend arrêter l'essor de l'intelligence humaine à la fin du second point de vue, et la mutiler ainsi dans ses facultés les plus éminentes.

En outre, une étude approfondie de ces opérations mentales apprendrait aux médecins numéristes à ne pas légèrement donner le nom de *lois* à des résultats de pure arithmétique, à des faits de coïncidence et de simultanéité, ou à un simple ordre de succession dans les phénomènes; mais à réserver ce titre à des faits généraux obtenus par cette faculté de rapprochement et d'induction supérieure, qui chez eux est proscrite, où l'esprit ne voit pas seulement l'ordre de succession, mais saisit le rapport de causalité, la loi de génération des phénomènes soumis à son observation. — Elle leur apprendrait encore qu'à l'aide de ces lois, et de ces lois véritables, l'observateur peut fort bien remonter aux causes expérimentales et aux forces d'où émanent ces dernières, sans être pour cela ni fou ni visionnaire, parce que si les faits ont une existence par rapport à nos sens, les causes en ont une par rapport à notre intelligence, et que l'existence *rationnelle* des unes n'est pas chose plus chimérique que l'existence *matérielle* des autres. En un mot, à l'aide de cette notion de philosophie générale, la science leur apparaîtrait siégeant sur une sommité où l'on ne peut arriver qu'après quatre stations de plus en plus élevées. Or, comment y atteindre jamais, quand dans l'école numériste, après la première ou la seconde station, l'observateur manque d'haleine, ou s'arrête volontairement à mi-côte ?...

La science de la vie doit être faite et étudiée du point de vue *troponomique*. Plus bas, c'est l'empirisme aveugle et routinier; plus haut, c'est le dogmatisme spéculatif; dans la région moyenne réside la médecine rationnelle, la vraie médecine pratique. Or, c'est précisément le point de vue de la médecine hippocratique.

Pour Hippocrate, la physiologie est la base de la médecine; pour lui, l'étude de l'homme vivant normalement est la clef qui ouvre l'étude de l'homme malade.

En tête de la physiologie apparaît un grand fait qui domine tout, embrasse tout, résume tout; c'est la *vie*, ou la *force vitale :* c'est là une vérité de premier ordre, une idée non arbitraire, non conventionnelle, mais proclamée par une sorte de consentement universel.

Le caractère fondamental, spécifique de ce grand

fait général, c'est l'*unité;* la force vitale est, elle est *une*, indivisible, invariable; cette force une fois admise et reconnue sous le nom de *nature*, Hippocrate se garde bien d'aller au delà du fait, et de chercher son explication; elle est, cela lui suffit, et alors il l'étudie, non pas en soi, non dans sa nature ou son essence, mais dans ses facultés expérimentales, dans ses lois et dans les phénomènes qui servent à la manifester: telle est la bonne et vraie philosophie.

Cependant, conçue d'une manière un peu trop abstraite par les anciens hippocratistes, cette puissance, invisible aux yeux du corps et seulement accessible aux regards de l'intelligence, dut passer auprès d'un certain nombre d'esprits trop dominés par les sens, pour une conception purement idéale, imaginaire et chimérique.

On dut donc faire des efforts pour la matérialiser autant que possible. On analysa, on décomposa ce principe unitaire, et, au fond du creuset, les physiologistes modernes trouvèrent définitivement trois éléments fondamentaux qu'ils appelèrent les *propriétés vitales* : ce sont la *sensibilité*, la *contractilité*, la *plasticité*.

Sans nul doute, ce travail était beau, grand, utile, et il avançait réellement la science. Mais par malheur, après l'analyse, ces physiologistes oublièrent la synthèse; cet homme, qu'ils avaient décomposé pour la facilité de l'étude, ils omirent de le recomposer, de le refaire tel que la nature l'a fait réellement; ils ne voulurent plus réunir ces diverses propriétés vitales, ni les considérer comme de simples attributs d'une seule et même force.

Qu'arriva-t-il alors ? La physiologie tomba, qu'on me permette cette comparaison, dans une sorte de polythéisme ou d'oligarchie. L'unité vitale, attestée par les principaux faits de la science de la vie, fut méconnue ; ou bien, par une contradiction singulière, on accepta l'*unité* de direction et de but avec la *multiplicité* des pouvoirs. Voilà précisément où en était Bichat, avec ses propriétés vitales isolées ! En repoussant la nécessité d'une force première où vont, en quelque sorte, converger les forces secondaires, qu'il avait ailleurs abusivement multipliées, il ne s'aperçut pas qu'il dissociait l'organisme, brisait son harmonie, et introduisait le désordre et l'anarchie dans le chef-d'œuvre de la création.

D'autres physiologistes, qui sentaient instinctivement le besoin d'une force unitaire, tombèrent dans un autre genre d'erreur ; au lieu de cette puissance invisible et supérieure qui se manifeste par des intermédiaires dont l'action tombe sous nos sens, ils préposèrent au gouvernement de l'organisme une de ces autorités visibles, mais subalternes : les uns choisirent la *sensibilité*, d'autres préférèrent la *contractilité*, sous des noms plus ou moins variables ; c'est-à-dire, tranchons le mot, qu'ils détrônèrent la *force vitale*, pour mettre à sa place un de ses ministres.

Mais leur empire, fondé sur l'usurpation et la faiblesse, ne pouvait tarder à succomber, et la puissance légitime, à reprendre ses droits. Voilà quelle était la base de la physiologie dans les théories solidistes et dynamistes inaugurées par l'illustre Haller ; voilà comment Broussais, après avoir reconnu l'unité de la force vitale, avait eu l'inconséquence de lui substituer l'*irritabilité*, simple propriété de tissu, pour en faire l'idée-mère de son grand système ; voilà précisément la cause certaine de la chute rapide de toutes ces doctrines pseudovitalistes ; mais aussi, disons-le bien haut, voilà le secret de la force et de la durée de l'hippocratisme, et le gage infaillible de son immortalité.

Il nous importe beaucoup de faire ici une remarque : c'est que l'idée de force vitale ne renferme nullement une hypothèse, mais bien un fait général déduit de l'observation de tous les êtres organisés et doués de vie ; de même que le mot *gravitation* n'exprime aucune hypothèse, et signifie seulement ce fait général, savoir : que tout corps tend vers le centre de la terre, sans nous occuper s'il y a là attraction, sympathie, impulsion, ou toute autre cause réelle ou imaginaire. Ainsi, à l'exemple des vitalistes les plus sages, la force vitale n'est pour nous que la cause inconnue des phénomènes vitaux, quelle qu'elle soit, dont nous ne voulons par rechercher l'explication, parce que cette recherche nous paraît impossible, et, par conséquent, inutile.

Nous nous garderons bien d'ailleurs de lui supposer une intention, et, à l'imitation de quelques ultra-vitalistes, de la douer d'intelligence et de prévoyance, bien que nous lui reconnaissions un but où elle tend invariablement. La force vitale va à son but comme la pierre qui tombe va au centre de la terre, c'est-à-dire fatalement, sans savoir qu'il y a un but et qu'elle y tend. Comme elle n'est ni intelligente ni libre, elle n'est pas faillible, et, selon nous, c'est mal parler que de dire que la nature se trompe ou peut se tromper. Dans le système de Stahl, où l'*âme* faisait fonction de principe vital, la nature devenait intelligente, libre et prévoyante; mais c'était là une hypothèse contraire à tous les faits, repoussée par le sens intime; hypothèse non acceptée, ni formellement reconnue par l'auteur même du système, mais qui a suffi cependant toute seule pour ruiner le stahlianisme.

Maintenant, que devons-nous penser de ces honnêtes médecins de notre époque qui, désabusés de tous les systèmes, appellent de tous leurs vœux la révélation d'une idée assez large pour embrasser le passé, le présent et l'avenir, et qui, chaque matin, vont regarder, dans l'horizon le plus lointain de la science, s'ils ne découvriront pas cette *tour mystérieuse* de Bâcon qui doit dominer la médecine? Ne vous paraît-il pas que ces médecins ont certain air de ressemblance avec les juifs de nos jours, qui en sont encore à attendre la venue du Messie?

En effet, cette tour qui domine la science a été élevée, il y a plus de vingt-deux siècles, par le fondateur de la médecine. En proclamant l'unité de la force vitale, Hippocrate nous a donné la synthèse la plus haute que l'étude des phénomènes vitaux pouvait nous offrir : aussi, avec ce point de départ on ne risque pas de se perdre dans un système artificiel, étroit et faux, et, avec une pareille idée pour couronnement, on peut être sûr que l'école de Cos est assez vaste pour contenir toute la science, sans crainte de laisser jamais un seul fait à la porte. C'est ici qu'il importe de se rappeler les explications que nous avons données et les restrictions que nous avons faites dans notre préface.

Mais, en proclamant ce fait général, est-ce à dire qu'Hippocrate doive être appelé le Newton de la médecine? Nous ne le pensons pas. Sous l'empire de ce fait, la médecine nous paraît en être où se trouvait l'astronomie au temps de Galilée et de Keppler. Le fait de la gravitation était connu, mais la formule générale de ce fait manquait à la science : or, la médecine ne possède pas encore sa loi newtonienne.

On a même dit qu'elle ne la possèdera jamais. Sans doute, si on entend par là une loi absolue, immuable, une formule qui dote la médecine d'une faculté de prévision certaine; une loi, en un mot, tout-à-fait équivalente, dans son espèce, à celle qui régit le monde matériel et astronomique, cette découverte est impossible, car elle est irrationnelle, contradictoire, absurde. La science de la vie repose sur une force qui a précisément pour caractère spécifique d'être en état d'antagonisme avec la force matérielle dont l'immuabilité, l'inertie, constitue l'essence; et l'on vient nous parler d'une loi de la vie ou de la force vitale qui se comporterait exactement comme celle de la force brute! Voilà de ces rapprochements entre les sciences physiologiques et les sciences physiques dont Bordeu et Bichat nous semblaient pourtant avoir fait bonne justice, et que, pour l'honneur de notre science, les médecins matérialistes de notre époque devraient bien ne plus jamais nous reproduire!

C'est donc une loi prise dans le caractère, dans la nature même de la force vitale, et non pas une loi correspondante à celle de la force matérielle que la médecine pourrait appeler de tous ses vœux.

Eh bien! pourquoi craindrais-je de le dire, la médecine possède maintenant une grande loi générale, et c'est à M. le docteur Pidoux qu'est due cette découverte, qui me paraît destinée à avoir une influence considérable sur l'avenir de notre science.

Pour faciliter l'intelligence de la formule que nous devons donner, il convient d'établir préalablement quelques principes qui peuvent n'être pas familiers à tout le monde.

Il existe une loi philosophique universelle, embrassant le monde physique, le monde physiologique et le monde psychologique, savoir : que tout acte, tout phénomène se compose d'un principe, d'un moyen et d'une fin; pour avoir une notion complète d'un phénomène, l'esprit qui en fait l'analyse doit, de toute nécessité, le considérer successivement dans ces trois conditions; mais en se rappelant bien que c'est le concours et la simultanéité d'action de ces trois conditions, qui caractérisent le phénomène et le constituent ce qu'il est.

D'autre part, un grand physiologiste, le professeur Récamier, avait établi que dans tout appareil organique en exercice, l'analyse faisait découvrir trois conditions nécessaires, qui sont un stimulus, un support, une force de capacité réciproque; c'est-à-dire un *stimulus* pour faire entrer le support en action, un *support* pour servir d'instrument à cette action, et une *force de capacité réciproque* qui établit le rapport entre le stimulus et le support, qui fait que l'un puisse agir sur l'autre, et le second répondre à l'influence du premier : ainsi, l'appareil de la vision nous présente dans *l'œil* bien organisé le support du phénomène; dans la *lumière*, le stimulus de l'œil ou du support; et, dans la *vie* de l'œil, ce qui fait que cet organe peut recevoir l'action de la lumière et en faire l'instrument de la vision. Que l'une de ces trois conditions vienne à manquer, le phénomène cesse : ainsi, placez l'œil dans l'obscurité, examinez-le sur le cadavre, ou supposez-le frappé de cataracte; dans les trois cas, la vision est radicalement impossible.

Or, en y regardant de près, M. Pidoux s'aperçut que cette seconde formule était au fond identique avec la première, et que le stimulus représentait le principe, le support, le moyen, et la force de capacité réciproque, la fin ou le but.

Déjà la philosophie spéculative avait exprimé ce fait : qu'en toute chose le but préexiste toujours et nécessairement au moyen; fait qui, du reste, doit apparaître à tout le monde comme une vérité de sens commun, pour ne pas dire une naïveté; mais on en était demeuré là, et le fait restait infécond et sans aucune application.

Cependant M. Pidoux est conduit au même résultat par l'étude de l'anatomie comparée et de l'embryogénie; non-seulement il reconnaît que le but préexiste au moyen, mais que c'est dans le but lui-même que réside la force qui engendre le moyen ou support, et de plus que le principe ou stimulus apparaît toujours après ce moyen ou ce support, et, dès lors, il crut avoir découvert la loi générale qui préside à l'organisation, et il la formula de la manière suivante :

Un appareil organique quelconque puise toujours sa raison d'activité et son aptitude fonctionnelle dans l'appareil qui l'a immédiatement précédé *dans l'évolution embryogénique et dans l'échelle zoologique.*

Un appareil organique quelconque reçoit toujours son stimulus de l'appareil qui l'a suivi *immédiatement dans l'évolution embryogénique et dans l'échelle zoologique.*

Ainsi, d'après cette formule, tout appareil fonctionnant physiologiquement suppose trois conditions indivisibles et nécessaires qui sont : 1° un organe ou instrument qui exécute immédiatement la fonction ; 2° un second organe ou instrument qui soit *antérieur* en existence au premier, dans l'échelle des animaux et dans l'évolution embryogénique, et d'où le premier tire sa raison d'activité, son aptitude fonctionnelle ; 3° enfin un dernier organe ou instrument qui ait *suivi* le premier dans l'échelle des animaux et dans l'évolution embryogénique, et qui soit destiné à lui fournir et à lui préparer le stimulus sous l'influence duquel il entrera en action.

De cette manière, tout organe en exercice se trouve placé entre un organe *antérieur* à lui en existence et duquel il reçoit sa raison d'activité, son aptitude fonctionnelle, et un autre organe *postérieur* à lui en existence, et duquel il reçoit son stimulus, c'est-à-dire ce qui le fait entrer en action, ce qui doit être assimilé par lui.

Pour donner plus de clarté à ces propositions, l'auteur cite des exemples, il applique sa formule à un certain nombre de fonctions, et il insiste notamment sur l'appareil de la digestion ou, plus exactement, de la chymification. Ainsi, l'*estomac* nous présente ici l'organe ou l'instrument immédiat de la fonction : dans l'*intestin grêle*, qui est antérieur en existence à l'estomac, nous trouvons la fin, le but de la fonction, et par conséquent l'organe où l'estomac puise la force qui le fait agir, ou son aptitude fonctionnelle ; enfin, la portion sus-diaphragmatique du tube digestif (bouche,

6.

œsophage), qui est postérieur en existence à l'estomac, nous fournit le principe ou stimulus, c'est-à-dire l'aliment qui doit être élaboré par l'estomac.

Assurément, avec si peu de développement, nous ne pouvons espérer que tout le monde sera capable de comprendre cette formule présentée par nous d'une manière trop abstraite, et surtout d'en saisir toute la portée scientifique; dans l'impossibilité où nous sommes de lui donner toute l'extension convenable, nous supplions le lecteur de suspendre son jugement et de ne pas se prononcer sur une matière aussi grave sans connaissance de cause, c'est-à-dire avant d'avoir remonté à la source même, et avant d'avoir mûrement réfléchi sur ce sujet difficile.

Quoi qu'il en soit, l'auteur n'en resta pas là; une fois maître de sa loi, il l'appliqua à la science entière dont elle était la première émanation, et bientôt même, entre les mains hardies de son inventeur, cette formule large et féconde était devenue une des plus grandes lois de l'univers.

En effet, appliquez successivement cette formule à tous les phénomènes du monde *matériel :* appliquez-la à tous les êtres, à toutes les fonctions de la nature *organique*, depuis la mousse et le zoophyte jusqu'au premier des mammifères; appliquez-la enfin à l'homme, depuis les fonctions les plus obscures de l'assimilation interstitielle jusqu'aux actes les plus élevés de l'intelligence, et partout et toujours vous arriverez à la pleine vérification de la vérité de la loi; et, par elle, vous serez amenés à poser en tête de chacun des trois ordres de faits ou de phénomènes qui composent l'univers la nécessité d'un grand fait préexistant, où tendent respectivement tous ces phénomènes, où ils puisent leur raison d'activité, c'est-à-dire à reconnaître dans l'univers trois forces nécessaires, savoir : 1° une force physique ou matérielle; 2° une force vitale ou physiologique; 3° une force spirituelle ou psychologique.

Mais montez plus haut encore, cherchez une condition qui soit antérieure à l'univers lui-même, en qui l'univers trouve son but et sa raison d'activité ; et voilà que, par la seule force de la logique, vous vous trouvez face à face avec celui que la voix de tous les siècles a nommé le principe et la fin de toutes choses, ALPHA et OMEGA !!! C'est ainsi qu'en partant de la terre, notre loi nous a fait monter de degré en degré, sans la moindre solution de continuité, jusqu'au sommet de cette grande et merveilleuse échelle qui du grain de sable mène à la Divinité ! Qu'on dise encore que de sa nature la médecine est athée et matérialiste ! Mais je m'arrête; je ne dois pas oublier que je m'adresse à des médecins. Aussi tout ce qu'il m'importe de démontrer en ce moment, c'est qu'un médecin peut fort bien douter que la matière possède en soi et par le fait seul de son organisation sa force ou sa raison d'activité : qu'un médecin, en un mot, peut fort bien être et se dire *vitaliste*, sans rougir, et sans mériter le nom de *barbare* que lui jettent encore à la tête quelques fanatiques de l'école organiciste de Paris !...

Une remarque importante que nous ne devons pas omettre, c'est que cette loi a tout naturellement donné à son auteur la solution d'une difficulté que ni Hippocrate, ni Barthez, ni aucun des médecins vitalistes de l'école de Montpellier n'avaient osé trancher : nous voulons parler de la notion abstraite de la force vitale, et non-seulement de la possibilité, mais de la nécessité de la distinguer *rationnellement* de la matière organisée qui lui sert d'instrument de manifestation.

De plus, cette loi générale vient prêter une force et une vie nouvelle à cette *philosophie des causes finales*, qui a été beaucoup raillée, mais qui n'a jamais été jugée, peut-être parce qu'elle n'a été ni bien exposée ni bien comprise.

Bâcon la comparaît malignement à ces vierges qui se consacrent au Seigneur, et qui n'enfantent pas. Mais Bâcon, tout grand qu'il était, avait aussi ses préjugés, en voici la preuve. Il n'était pas médecin; mais, en sa qualité de philosophe, il lui prenait quelquefois fantaisie de vouloir se mêler de médecine, et, suivant la manie de son époque, c'était un grand chercheur d'arcanes et de spécifiques. Or, il crut un jour avoir trouvé le secret de conserver l'embonpoint, et même de prolonger la vie; un médecin de profession ne s'en serait jamais avisé : c'était de recouvrir toute la surface du corps d'une espèce de vernis qui, en interceptant la matière de la transpiration, devait prévenir les pertes abondantes et continuelles qui s'opèrent par cette voie: sans s'apercevoir que son enduit devait aller à l'encontre d'une opération salutaire de la nature, qui, loin d'affaiblir le corps par les excrétions normales, le fortifie en le dépurant. Voilà où le menait son mépris pour la philosophie des causes finales! Heureusement cette belle idée resta à l'état de simple projet. Mais, plus tard, un certain savant, qui n'était pas plus grand partisan des causes finales, prit au sérieux cette recette de longévité, et entre ses mains elle coûta la vie à quelques malheureux. Mais, pour l'honneur de la science et de la morale, je dois ajouter que notre expérimentateur fut châtié comme il le méritait par la plume railleuse d'un autre philosophe à qui, de son temps, on reprochait d'être trop *cause-finalier;* tout le monde a deviné Voltaire!

Quoi qu'il en soit, il y a long-temps que réponse a été faite à l'arrêt de stérilité prononcé contre la philosophie des causes finales; c'est cette philosophie qui a enfanté la médecine hippocratique, et c'est elle qui la conserve pleine de vie, de force et d'avenir.

En effet, qu'a fait Hippocrate.

En introduisant cette philosophie dans l'étude de l'homme, il observe et coordonne les phénomènes de la santé et de la maladie du point de vue de leur fin ou de leur but d'activité; et de ce moment date pour la physiologie et la médecine l'ère scientifique.

« Maintenant je soutiens d'une manière générale que cette philosophie est la seule possible pour toutes les branches des connaissances humaines; la seule où l'on ne soit pas exposé à prendre pour des révélations de la nature, et pour l'expression réelle et fidèle de l'enchaînement et de la filiation des faits, les créations plus ou moins ingénieuses de son esprit ; la seule où l'on n'explique rien, mais où l'on se borne à observer la marche et la succession des faits ou des phénomènes, pour parvenir à saisir leur loi de génération, car c'est précisément en cela que consiste la science. Or, j'ose défier hardiment qu'on arrive à saisir la loi de génération des phénomènes dans un ordre de faits quelconque, si on ne les observe et ne les coordonne pas du point de vue de leur fin ou de leur but d'activité. »

M. le docteur Pidoux, à qui je viens d'emprunter ces développements où est indiqué le véritable sens dans lequel doit être étudiée et comprise la philosophie des causes finales, et où se trouve révélée en deux mots l'heureuse influence qu'elle a eue sur le passé de la médecine, M. Pidoux s'est encore chargé de nous apprendre, par une nouvelle et plus large application, son utilité pour le présent et sa fécondité pour l'avenir.

La loi trinitaire que nous venons d'exposer nous apparaît comme le plus bel usage qui pouvait être fait de cette philosophie, et comme la consécration d'une vérité impérissable. Une fois maître de sa formule, l'auteur tient en main un flambeau qui vient illuminer les parties les plus ténébreuses de la physiologie et de la pathologie ; il trouve à la fois en elle une méthode et une loi de génération ; et bientôt, dans toute la suite de son travail, il nous en découvrira les plus larges et les plus utiles conséquences.

CHAPITRE DEUXIÈME.

Principes de physiologie générale.

Si l'observation nous fait reconnaître dans l'univers trois sortes de phénomènes, 1° des phénomènes physiques, 2° des phénomènes vitaux, 3° des phénomènes psychologiques, l'induction la plus rigoureuse nous conduit à admettre comme causes de ces phénomènes trois forces générales correspondantes, c'est-à-dire une force physique ou brute, une force vitale ou physiologique, une force spirituelle ou psychologique.

Les êtres par lesquels ces trois forces se phénoménisent sont aussi nécessairement partagés en trois classes, savoir : les êtres inorganiques ou bruts, les êtres organisés ou vivants, l'être intelligent, libre et social. Les corps inorganiques (minéraux) ne manifestent qu'un seul ordre de phénomènes, et n'obéissent par conséquent qu'à une seule force; les êtres organisés (végétaux et animaux), présentant deux sortes de phénomènes, doivent être soumis à l'action de deux forces; et enfin l'homme seul nous offre la réunion des trois espèces de phénomènes, et nécessairement la réunion des trois forces.

La science est aujourd'hui d'accord avec la tradition quand il s'agit de déterminer l'ordre dans lequel ces trois classes d'êtres ont fait leur apparition dans le monde : ainsi les savants sont à peu près unanimes pour affirmer que la nature inorganique a préexisté au règne végétal et au règne animal, et que l'homme est le dernier venu comme habitant de la terre. Dans l'idée d'une création successive, non seulement cet ordre doit être tel, mais il est impossible de le concevoir autre. En effet, avant tout, la matière avec sa forc eet ses propriétés devait exister, car la matière était destinée à être le support d'une autre force et de propriétés nouvelles, c'est-à-dire à former la base des êtres organisés et vivants, de même que l'organisation et la vie devaient préexister à l'homme afin de servir de moyen de manifestation à la puissance intellectuelle, qui constitue essentiellement le chef-d'œuvre de la création. Telle est la hiérarchie, tel est l'ordre de subordination que l'observation et la logique assignent à l'ensemble des êtres qui composent l'univers.

Dans cette sorte de combinaison il existe un état constant d'antagonisme entre les forces, comme on voit une opposition continuelle entre les phénomènes. Si la vie physiologique est la lutte de la force vitale contre la force brute ou contre les lois de l'univers matériel, la vie morale consiste également dans une lutte de l'intelligence contre la force vitale. De là le fondement du vitalisme en physiologie, comme du spiritualisme en philosophie et en morale : d'une part la réaction de la vie contre la matière; de l'autre la répression des appétits et des instincts, la domination de la volonté sur les sens, de l'esprit sur la chair, c'est-à-dire la doctrine du sacrifice et du dévouement.

Aussi, quand Bichat définissait la vie : l'*ensemble des fonctions qui résistent à la mort*, loin de contenir une simple négation ou une naïveté comme on le lui a reproché sans le comprendre, sa définition approchait beaucoup de la vérité. En effet, pour le physiologiste la *mort* ne doit pas être comme pour le vulgaire un fait purement négatif, mais ce mot renferme une idée très réelle, très positive, car il signifie le triomphe de la force brute sur la force vitale, ou, en d'autres termes, le retour à l'empire des lois physiques d'une portion de matière qui avait été momentanément soumise aux lois de la vie.

Cependant malgré cette opposition des phénomènes et malgré cet antagonisme des trois forces de la nature, leur synergie ou leur action simultanée forme un tout plein d'unité et d'ensemble : fait admirable dont nous avons une éclatante preuve dans la conservation du monde et dans l'harmonie universelle.

Après avoir jeté ce coup d'œil rapide sur le monde qui nous entoure et sur les forces qui le régissent, nous croyons maintenant pouvoir aborder la physiologie générale, et arriver à l'objet direct de notre étude, *l'homme*.

Qu'est-ce que l'homme?

M. de Bonald répond : *l'homme est une intelligence servie par des organes.* Définition sublime, dit Buisson, qui, en fixant notre première attention sur la plus belle partie de nous-mêmes, explique en un seul mot la raison des phénomènes physiologiques, et la fin naturelle de toute l'organisation.

Cependant notre but étant d'étudier ici l'homme non comme être intelligent, libre et social, mais comme être organisé et vivant, non en qualité de philosophes et de moralistes, mais en qualité de physiologistes et de médecins, nous le décomposerons par la pensée dans sa double nature, et, laissant volontairement de côté *l'intelligence,* nous allons le considérer seulement dans ses organes, ou mieux dans son *organisme.*

Or, qu'est-ce que l'organisme vivant?

Selon le père de la médecine, l'organisme présente dans sa composition trois éléments nécessaires : *continentia*, *contenta*, *enormonta;* c'est-à-dire des parties *solides* faisant office de rouages, des parties *liquides* destinées à alimenter ces rouages, et des *forces* pour les mettre en mouvement.

Cette notion de l'organisme nous offre une analyse

pleine de sens et de vérité, mais ce n'est pas une définition réelle. Pour cela, après avoir fait connaître les parties constitutives de la machine et leur rôle respectif, il fallait nous la montrer à l'état d'activité, et indiquer le but qu'elle est destinée à remplir.

En effet, si toute science véritable doit nécessairement aboutir à une conclusion pratique, est-il rien de plus naturel et de plus logique que de définir tout objet scientifique par son but et sa fin? N'est-ce pas d'ailleurs la méthode la plus sûre pour éviter ce qu'on appelle des explications et toutes ces questions stériles de nature ou d'essence, tant agitées dans la science antique, mais proscrites aujourd'hui par la saine philosophie?

Si, comme nous l'avons vu plus haut, l'apparition de l'homme sur la terre ne devenait logiquement possible qu'en admettant la préexistence de deux autres forces, savoir : la force physique représentée par l'univers matériel, et la force vitale manifestée par le règne végétal et le règne animal, la conservation de l'homme est subordonnée d'une manière aussi nécessaire à l'action préexistante de ces deux mêmes conditions.

Mais il nous importe d'établir ici une grande distinction : c'est que ces deux conditions, bien qu'également indispensables au maintien de la vie, ne le sont cependant pas au même titre et pour la même raison. En effet, si l'homme trouve dans le monde inorganique ses *excitants généraux* (calorique, lumière, électricité, etc.), il faut bien remarquer que la nature organique est seule chargée de lui fournir des matériaux de réparation, ses *aliments* (végétaux et animaux.)

Si ces excitants généraux (le calorique avant tout) viennent à manquer, l'organisme perd aussitôt la faculté de s'assimiler ces matériaux alibiles, et aussitôt la vie s'arrête, la vie est impossible: c'est donc commettre un très grande inexactitude que de dire avec Brown et Broussais:

La vie ne s'entretient que par les stimulants extérieurs, et tout ce qui augmente les phénomènes vitaux est stimulant.

Mais cette proposition doit être remplacée par la suivante:

L'influence des forces de la nature inorganique agissant comme *condition préexistante,* la vie ne se manifeste et ne s'entretient que par l'assimilation des matériaux alibiles puisés dans la nature organique.

Si l'on comprend et si l'on exprime la chose autrement, on se trompe, et l'on court risque de tromper les autres; il est même possible que cette première erreur, si minime en apparence et si indifférente pour des esprits peu attentifs, vienne entacher la physiologie et fausser du même coup la pathologie tout entière: or, voilà précisément ce qui est arrivé à Broussais, comme cela sera démontré plus tard.

Nous croyons pouvoir maintenant définir l'organisme considéré dans l'homme:

Un appareil complexe qui, créé et développé par

une force particulière qui a reçu le nom de force vitale, a pour but immédiat de se conserver et de se reproduire pour servir de moyen de manifestation à une autre force qui est la puissance psychologique.

Cette dernière condition jette un abîme entre l'homme et l'animal. Ainsi, dit encore Buisson, *service* de l'intelligence, *conservation* des organes qui font ce service, voilà les deux grandes fins auxquelles peuvent se rapporter tous les phénomènes individuels de l'homme vivant.

Nous savons que tout être offre dans son étude trois conditions également nécessaires.

De ces trois conditions, deux seulement tombent sous nos sens, savoir: le stimulus et le support, le principe et le moyen ; mais la dernière nous échappe et nous échappera toujours: c'est la force, la fin ou le but. Mais si (comme tout ce qui reçoit le nom de cause) la force est inaccessible aux yeux du corps, elle est visible pour l'œil de l'intelligence, car la cause se déduit de l'effet, comme la force se reconnaît dans les phénomènes.

Or la *force vitale* se manifeste par trois forces secondaires, ou trois facultés expérimentales, savoir : la *sensibilité*, la *contractilité*, la *plasticité* (affinité vitale, chimie vivante).

Ni l'une ni l'autre de ces facultés n'est la vie, ne peut être la vie, mais c'est de leur concours, de leur action simultanée que la vie résulte : elles sont les trois conditions indispensables de toute fonction, de toute activité; en effet, la plasticité, c'est le but; la contractilité, c'est le moyen; et à la sensibilité répond le stimulus. Broussais avait pressenti cette vérité lorsqu'il disait: la composition et la décomposition n'ont rien de commun avec la contractilité et la sensibilité : celles-ci ne sont que des *moyens* pour faire arriver la matière nutritive dans l'intérieur des tissus, et c'est le jeu des affinités vitales qui les y fixe en détachant les vieilles molécules. Or, tel est le phénomène de nutrition que nous croyons devoir désigner par le terme de *chimie vivante*. Et puis, ajoutait-il, ces affinités préexistent nécessairement à ce que l'on appelle propriétés vitales (sensibilité, contractilité), puisque celles-ci sont leur ouvrage. En effet, qu'est-ce qui forme la fibre et lui donne sa contractilité avec la faculté de s'allonger après avoir éprouvé la condensation, si ce n'est la *chimie vitale* (plasticité)?

A l'exercice de ces trois facultés primordiales se trouve nécessairement liée une autre manifestation vitale, la *caloricité*. Celle-ci est comme le thermomètre qui mesure l'intensité de ces trois facultés, ou pour parler plus généralement, l'énergie de la puissance vitale. En d'autres termes, la caloricité nous paraît devoir être considérée plutôt comme un résultat de l'action de ces facultés que comme une véritable faculté. C'est en raison de ce fait que l'appréciation de la chaleur animale a été de toute antiquité placée en première ligne dans l'étude de la fièvre ou des maladies fébriles. Nous en reparlerons ailleurs.

A nos trois facultés fondamentales correspondent précisément trois formes particulières de matière animale, savoir : l'albumine, la fibrine, la gélatine. — L'albumine, qui forme en grande partie les cordons et les centres nerveux, est l'instrument de la sensibilité. — La fibrine, qui forme les fibres musculaires, préside à la contractilité. — La gélatine, qui forme le tissu cellulaire général, la base des parenchymes, est affectée à la plasticité. Mais chacune de ces trois formes de matière animale sert-elle seulement d'une manière plus spéciale à l'une de ces trois facultés, comme le veut Broussais ; ou bien telle forme manifeste-t-elle exclusivement telle faculté, comme le pense M. Pidoux? Nous avouons rester dans le doute. Toutefois les considérations suivantes semblent venir à l'appui de la dernière manière de voir :

« Dans les animaux les plus inférieurs de l'échelle zoologique, ces trois formes de la matière organisée sont confondues et comme intimement incorporées les unes aux autres pour ne former qu'une masse homogène, partout uniformément douée de sensibilité, de contractilité et de plasticité. Le parenchyme celluleux est très-impressionnable, contractile à un haut degré, et jouit d'une faculté plastique très-énergique, comme on le voit dans les animaux cellulaires du bas de l'échelle, ainsi que dans les tissus accidentels des mammifères, le tissu inodulaire, par exemple, qui possède une grande puissance rétractile.

« A mesure qu'on s'élève dans la série, on voit deux de ces formes de la matière animale, la fibrine et l'albumine, se spécialiser, se centraliser de plus en plus; la gélatine, au contraire, reste diffuse, générale, et comme la gangue ou le canevas des autres substances animales. De cette manière, la sensibilité et la contractilité s'amassent, pour ainsi dire, dans des foyers, sont propagées par des conducteurs, s'étalent en membranes de rapport pour des fonctions spéciales, tandis que la plasticité, qui est le but de toutes ces fonctions spéciales, étend son appareil partout où il y a vie et nutrition. La raison d'activité de la série zoologique est atteinte, lorsque la centralisation de l'albumine et de la fibrine est arrivée au point de constituer des appareils de relation propres à servir d'instrument à la puissance psychologique. »

Si l'être vivant a pour but immédiat sa propre conservation, l'organisme tout entier devra être considéré comme un grand appareil d'assimilation : tel est le principe fondamental de physiologie qu'il s'agit de démontrer.

Quand on jette les yeux sur ces organes si nombreux, sur ces viscères si variés dont l'ensemble constitue la machine humaine, et qu'on se borne à une vue générale et superficielle de ce mécanisme si compliqué, on ne comprend pas de prime abord comment tant de parties si diverses peuvent aboutir à un seul et unique résultat, la nutrition.

Mais si, par la pensée, on vient à décomposer cet ensemble, si l'on s'avise de démonter pièce à pièce cette merveilleuse mécanique, depuis les rouages les plus évidents et les plus grossiers jusqu'aux parties les plus fines et les plus délicates, de manière à la réduire, pour ainsi dire, à sa plus simple expression, alors la solution du problème sera de la plus grande facilité!

Or, nous pouvons nous épargner ce travail, car la nature nous offre d'elle-même cette sorte d'analyse physiologique dans l'évolution embryonaire, et surtout dans la série zoologique.

En effet, tout au bas de l'échelle animale, l'être vivant nous apparaît sous l'aspect d'une petite masse gélatineuse, amorphe, homogène, plus ou moins dense: cette matière animale est douée d'une tonicité obscure, mais capable cependant de faire osciller dans ses aréoles, de s'assimiler le fluide nourricier tout préparé qui l'entoure de toutes parts, et enfin d'éliminer les molécules usées par le mouvement vital. En un mot, absorption, exhalation, assimilation, désassimilation, calorification, se passant obscurément dans un morceau de tissu spongieux, ou dans une sorte de glu organique, voilà toute l'anatomie, voilà toute la physiologie du zoophyte et de l'embryon à sa première époque.

C'est là le premier échelon de l'animalité! Cet être, tout rudimentaire qu'il soit, possède néanmoins des conditions suffisantes de vie pour un temps déterminé;

bien plus, ces conditions, tout imparfaites qu'elles puissent nous paraître, sont radicalement les mêmes que celles du plus élevé des mammifères, comme nous allons nous en assurer : ce sont les fonctions vitales *communes*.

Maintenant que le fluide nourricier (l'aliment et le gaz vital combinés) dans lequel nage cet être rudimentaire se trouve quelque peu *hétérogène* à cet être lui-même, alors la petite masse de tissu cellulaire se creuse d'une cavité digestive plus ou moins parfaite, dans le but de faire subir à ce fluide une élaboration préparatoire. Cela fait, ce fluide est pris par des vaisseaux qui se sont développés pour le verser dans toute la masse, et puis il est repris en partie par d'autres vaisseaux chargés d'emporter le résidu de la nutrition. A ce degré, les premiers *organes spéciaux* existent; aux fonctions vitales communes se sont ajoutées une fonction digestive et une fonction circulatoire, exécutée à l'aide de véritables canaux; et en même temps nous voyons se dessiner la première ébauche d'un *système nerveux* pour unir entre eux ces organes spéciaux, les harmoniser dans leurs diverses fonctions, et les faire concourir au but commun qui est la nutrition. Mais montons plus haut encore.

Que l'aliment et le gaz vital ne soient plus combinés, qu'ils ne se présentent plus d'eux-mêmes au devant de l'absorption, il faut pour vivre que l'animal aille à leur recherche; et c'est alors qu'on voit apparaître les organes respiratoires, les organes de la locomotion et des sens externes; mais tout cela se montre progressivement, dans un état de plus en plus compliqué, de plus en plus parfait, jusqu'à ce que nous arrivions au sommet de l'échelle. C'est ainsi que de degré en degré, suivant les diverses conditions, suivant les milieux différents dans lesquels l'être vivant se trouve placé, et par conséquent suivant les besoins et les nécessités de sa position nouvelle, l'auteur de la nature le dote et l'enrichit d'un organe, d'une fonction, d'une faculté de plus (1).

Arrivé à son état parfait de développement, l'être vivant nous présente à considérer deux ordres d'instruments bien distincts : les premiers qui ont pour objet l'élaboration intime du fluide destiné à l'entretien de la vie, et qui ont pour terme la nutrition (composition et décomposition) : ce sont les appareils de l'intus-sus-

(1) Il nous importe beaucoup d'avertir le lecteur que cette manière de parler n'est de notre part qu'un artifice logique, destiné à faire comprendre plus facilement la composition de plus en plus compliquée de l'être vivant, en remontant l'échelle zoologique; c'est à dire que nous repoussons de toute nos forces la doctrine du *progrès continu*, imaginée par Lamarck; en effet, selon nous, tout progrès dans la série a nécessité dans le principe l'intervention de l'activité créatrice, et tout organe nouveau a été, non le produit ou le résultat de circonstances nouvelles, mais il a été ajouté, créé en vue même de ces circonstances; c'est-à-dire que ce sont deux faits simultanés, dont l'un ne saurait être considéré, ni comme la cause, ni comme l'effet de l'autre. Je ne sache pas que personne ait jamais vu un infusoire devenir mollusque, puis articulé, poisson, reptile, oiseau, et enfin mammifère : toutes ces admirables transformations n'ont jamais existé que dans l'imagination de quelques matérialistes qui avaient leurs raisons pour y croire.

ception alimentaire et gazeuse (digestion et respiration), les appareils de l'absorption, de l'exhalation, des sécrétions, des excrétions, de la circulation; les seconds sont les organes chargés de procurer à l'animal les matériaux sur lesquels doivent s'exercer les appareils précédents : ce sont les appareils des sensations externes et de la locomotion qui ont encore pour objet de mettre l'être vivant en rapport avec toutes les choses extérieures pour les attirer et en jouir, ou pour les fuir et les repousser, suivant les besoins de sa conservation.

Nous omettrons ici à dessein les fonctions de reproduction afin de simplifier le plus possible l'objet de notre étude.

Ici se présente une remarque importante. Dans la masse cellulaire qui constitue toute l'animalité du zoophyte ou de l'embryon, dans cet état où la vie se trouve réduite à l'exercice des *fonctions vitales communes*, il ne se passe que des actions moléculaires, obscures, imperceptibles: il n'y a là, en un mot, que des phénomènes de *chimie vivante*. Mais qu'à cet appareil si simple vienne s'ajouter un rouage très-simple encore, qu'à ce nouveau rouage s'en surajoute un autre, puis un autre encore, jusqu'à constituer un mammifère, on verra cette machine exécuter, par le moyen des organes spéciaux, des mouvements d'abord à peine appréciables, puis bien visibles, puis très-étendus, c'est-à-dire qu'outre les actes de chimie, elle opèrera des actes de *mécanique vivante*. Cependant ces deux sortes de fonctions si diverses en apparence concourent également au même but : la fin est une et identique, les instruments seuls varient dans leurs formes et dans leurs dispositions matérielles; partout vous ne devez voir qu'assimilation et désassimilation. Après ces considérations, tout le monde peut maintenant saisir ce qu'il y a de vrai et de faux dans la division qui a été faite de l'être vivant en deux vies distinctes : la vie animale et la vie organique. Si cette division était bonne et utile pour faciliter l'étude, il faut bien avouer que cet avantage a eu une fâcheuse compensation, car elle a contribué beaucoup à faire méconnaître aux physiologistes, qui l'ont trop prise à la lettre, le dogme fondamental de la physiologie : l'*unité de la force vitale.* Sous ce rapport, M. Pidoux, en faisant tomber cette sorte de séparation purement artificielle, qui d'ailleurs avait déjà été justement critiquée, me paraît avoir rendu un véritable service à la physiologie.

En définitive, l'animalité, dans ce qu'elle a de fondamental, de caractéristique, se réduit à la fonction de nutrition. En d'autres termes, si du zoophyte au plus élevé des mammifères, nous voyons, en remontant toute l'étendue de la série, des organes spéciaux apparaître, des appareils compliqués se développer, il faut ne pas perdre de vue que tout cela a pour destination de faire du tissu cellulaire, que tous ces instruments particuliers issus de lui et enlacés dans sa trame sont comme des serviteurs destinés à chercher au dehors, à préparer et à charrier jusqu'à lui le fluide nourricier qui doit l'entretenir; à charge ensuite au tissu cellulaire (car la vie est un mouvement circulaire) de produire les parenchymes, d'engendrer les divers appareils spéciaux chargés des fonctions spéciales. En un mot, si, considéré comme être intelligent, l'homme ne vit, comme l'a dit un célèbre naturaliste, que pour le système nerveux, c'est-à-dire pour l'instrument qui doit manifester l'intelligence, nous pouvons dire avec autant de raison que l'être vivant, que l'animal n'existe que par et que pour le tissu cellulaire; car le tissu cellulaire, c'est la *trame vitale* (Bordeu), c'est la *matrice générale* des corps organisés (Lamarck), c'est le *tissu générateur* (Bichat), c'est l'*organe vital* (Récamier), c'est le *support* de la vie (Burdach).

Oui, le tissu cellulaire est le support de la vie, l'instrument immédiat de la force vitale ! Or, voilà précisément ce que, dans notre travail d'analyse, nous avions pour but de trouver.

Maintenant que nous connaissons le *support* de la vie, quel est son *stimulus*, c'est-à-dire ce qui doit être assimilé par le support.

La loi de génération tirée de l'anatomie comparée et de l'embryogénie, telle que l'a formulée le docteur Pidoux, doit nous aider nécessairement dans cette recherche. Serait-ce le système nerveux ? Mais nous avons vu que dans la formation de l'embryon, aussi bien que dans la série zoologique, le tissu cellulaire préexiste au système nerveux même ganglionnaire, et que les premiers rudiments de ce système n'apparaissent qu'avec les premiers organes spéciaux. Or, si des êtres organisés peuvent jouir de la vie bien que privés de *système* nerveux, il est contraire à la logique d'admettre que le système nerveux post-existant puisse fournir le stimulus du tissu cellulaire, à moins de supposer que la nature ait pu établir telle loi pour tel être vivant, et telle loi pour tel autre, ce qui équivaudrait à dire que la nature procède sans règle et sans loi.

Est-ce la force vitale qui est ce stimulus?

La force vitale n'étant qu'une chose abstraite, une cause première, un principe immatériel peut bien donner au tissu cellulaire la *faculté* de s'assimiler une substance alibile; mais dire que la force vitale puisse être cette substance alibile, cela répugne. Pour qu'un corps matériel puisse se nourrir et se réparer, il lui faut de toute nécessité, non pas quelque chose de dynamique comme l'innervation, d'immatériel comme la force vitale, mais bien une substance également matérielle et susceptible d'être assimilée par le corps organisé.

Mais qu'est-il besoin de pousser plus loin nos recherches? Cette substance matérielle est parfaitement connue de tout le monde : le stimulus de la vie, ou du support de la vie, c'est la sève, c'est le suc nourricier, c'est le *sang*, le sang qui a été appelé avec raison le centre de la vie végétative, parce que tout en sort et que tout y rentre.

Après avoir soumis l'être vivant à une sorte de décomposition minutieuse, nous trouvons, en dernière analyse, que l'appareil de la vie est composé des trois conditions élémentaires suivantes :

1. Un tissu cellulaire qui est le *support* ou l'instrument immédiat de la fonction. 2. Un liquide nourricier, le sang, qui est le *stimulus* de la fonction. 3. Une cause inconnue dans son essence, mais cependant réelle, qui donne au tissu cellulaire la faculté de s'assimiler le fluide nourricier, c'est-à-dire la *force vitale* qui est à la fois le principe et la fin de cette grande fonction qu'on appelle la vie.

Ainsi ramenée à ses conditions les plus radicales, la machine vivante nous semble devoir être maintenant aussi facilement comprise dans son jeu, dans son mécanisme et dans son but, que le plus simple appareil de physique ou de mécanique. La vie a été souvent comparée à une lampe qui brûle, à un flambeau qui éclaire : il y a du vrai dans cette comparaison. Que faut-il pour constituer une lampe ? trois choses, savoir : une mèche, de l'huile et du feu, de même qu'il faut pour former un être vivant un tissu cellullaire, un liquide nourricier, et une force ou flamme vitale. Avec les deux premières conditions seulement, vous n'aurez jamais ni lumière ni vie ; mais si, nouveau Prométhée, vous y ajoutez un rayon de feu, la lampe brûle et éclaire, l'être vit et fonctionne ; tant il est vrai que toujours et partout c'est du but que vient la force, que sans but pas de force, et sans force pas d'action !

Voilà notre double appareil réduit à son plus grand état de simplicité, ici un zoophyte, là, si vous voulez, une modeste *veilleuse*. Maintenant compliquez ce grossier appareil, imaginez, si cela vous plaît, un mécanisme particulier pour épurer le combustible, ajoutez des rouages et des canaux qui puissent le conduire jusqu'au foyer qui doit supporter la flamme, et l'art va reproduire assez exactement ce que fait la nature lorsqu'à partir du zoophyte elle crée dans les êtres vivants des organes spéciaux de plus en plus nombreux, de plus en plus parfaits, destinés à aller chercher, à préparer la substance alimentaire et à la charrier ensuite par des vaisseaux particuliers jusqu'à la trame qui sert de support à la vie, c'est-à-dire le tissu cellulaire. Mais combien les chefs-d'œuvre de l'art sont peu de chose à côté de cette admirable machine vivante, où chacun des rouages, suivant la belle comparaison de Galien, rappelle la forge de Vulcain dont tous les instruments étaient animés, cette machine où le nombre des organes, la diversité des formes, la multiplicité des fonctions, où tout enfin conspire avec tant d'unité et d'harmonie vers un seul but : la conservation de l'être vivant (*consensus unus, conspiratio una, consentientia omnia*).

Il faut le répéter, le dogme de l'*unité vitale* est le dogme fondamental de la médecine. Celui qui n'en sentira pas toute la portée, ne comprendra jamais rien à la science de la vie. Dans l'homme, il n'aura des yeux que pour les organes, que pour les instruments matériels; il les regardera d'un air curieux, agissant isolément, chacun pour son compte, ou plutôt s'agitant dans le vide. Dans ses préoccupations d'organicisme, il appellera la médecine : *la physique et la mécanique du corps vivant*; c'est-à-dire qu'il ne saura pas voir l'être vivant tel qu'il est, qu'il méconnaîtra la force qui met cette machine en action, et que nécessairement il ne pourra concevoir ni son principe ni sa fin. Voilà pourquoi nous avons tant insisté sur la démonstration de ce point culminant de physiologie générale, voilà pourquoi nous croyons devoir l'éclairer encore par la citation suivante :

« Après avoir créé telle ou telle forme de tissu organisé, la force vitale opère dans ce tissu spécial des actes spéciaux sur-ajoutés aux actes généraux et communs, par lesquels ce tissu vit de la vie commune et générale. Chaque tissu spécial sert ainsi de moyen de manifestation spéciale à la force vitale, sans être pour cela la cause de ces manifestations. Modifier un phénomène n'est pas le produire. Des corps différents frappés par la lumière modifient cette lumière de manière à donner lieu à des couleurs différentes, mais ils ne produisent pas ces couleurs. La lumière est *une*, ses manifestations sont infinies, suivant la diversité infinie des substances qu'elle éclaire. De même la force vitale est *une*, malgré ses manifestations diverses, subordonnées à la structure si variée des tissus organisés. »

Ce serait ici le lieu d'exposer la théorie de la chaleur animale, immense question que les médecins ont trop abandonnée aux physiciens et aux chimistes, parce qu'ils n'ont pas vu que de sa solution dépendait le point le plus fondamental de la pathologie, c'est-à-dire la théorie de la fièvre et de l'inflammation. Personne mieux que M. Pidoux n'a senti cette vérité, et c'est cette conviction qui lui a fait émettre la proposition suivante, qui pourra n'être ni bien comprise ni goûtée de nos organicistes, savoir : « Qu'une théorie de la calorification organique d'où ne découlerait pas nécessairement et de soi-même une bonne théorie de l fièvre et des fièvres, devrait être, sans plus d'examen, rejetée comme erronée ou incomplète, et l'on pourrait en dire exactement autant d'une théorie de la fièvre dans laquelle on ne retrouverait pas une bonne théorie de la calorification. Ce double critérium peut servir à juger les doctrines pyrétologiques passées, présentes et futures. »

Mais essayer seulement d'aborder ce sujet, c'est remuer les plus hautes et les plus difficiles questions de la physiologie, c'est m'engager dans des discussions sans fin, dans des controverses interminables qui sont incompatibles avec le plan et les limites que je me suis imposés. Je me vois donc obligé de renvoyer au livre du docteur Pidoux, où ce vaste sujet est traité à fond ; on y verra comment l'auteur est parvenu à reconquérir sur les sciences physiques une des plus belles parties de la médecine qui avait été arrachée de son domaine depuis l'invasion de l'iatro-chimisme moderne. En effet, en s'appuyant sur les plus hautes considérations de physiologie générale et principalement sur l'analyse de la vie telle que nous l'avons esquissée tout à l'heure, ensuite sur des faits nombreux de pathologie, sur l'étude de l'embryogénie et de la physiologie comparée, soit végétale, soit animale, il a démontré combien était insoutenable cette théorie qui représente le poumon comme le foyer de la chaleur animale, comme le grand *calorifère* de l'organisme; il a fait voir que si le poumon joue un rôle évident dans la production de la chaleur, ce rôle n'est cependant que secondaire. En un mot, la théorie chimique de Lavoisier, qui dernièrement avait reçu l'appui d'un professeur de cette école et qui compte encore aujourd'hui bon nombre de partisans, nous paraît avoir été renversée de fond en comble.

Mais après avoir détruit, il fallait rebâtir; c'est alors que l'auteur a repris en sous-œuvre la théorie vitaliste essayée par Barthez, Bichat et quelques autres; et il a su la présenter sous des vues si neuves, la fortifier par des arguments si puissants, qu'il en a fait sa propriété, et certes, elle a des droits incontestables pour entrer dans le domaine de la science. Mais malheureusement cette admission éprouvera de grands obstacles, et ce sera en grande partie, il faut le dire, la faute de l'auteur; en effet il y a là une obscurité qui tient sans doute au sujet lui-même, mais beaucoup aussi au défaut de plan et de méthode : on sent trop que l'auteur apprend et cherche en écrivant; aussi est-il à craindre que pour bien des lecteurs la forme ne porte grand préjudice au fond.

Quoi qu'il en soit, il nous paraît utile pour la suite de notre travail de faire connaître cette théorie en la résumant dans quelques propositions très-générales.

La caloricité fait partie nécessaire des manifestations primitives et radicales de l'activité vitale; partout où il y a vie, il y a chaleur, comme il y a sensation, contraction et assimilation. La chaleur représente la vie aussi certainement, aussi exactement que le mouvement représente l'impulsion, et *vice versâ*.

En d'autres termes, tout être organisé et vivant, soit du règne végétal, soit du règne animal, est doué d'une chaleur propre; et le plus rudimentaire des animaux a en lui une source de chaleur aussi bien que l'animal le plus parfait et le plus élevé dans l'échelle.

La chaleur animale se présente avec deux caractères distincts, sous deux modes particuliers de manifestation, savoir: la chaleur *végétative*, et la chaleur *nerveuse* ou par *influx*.

La chaleur *végétative* est liée à l'exercice des fonctions vitales *communes* ou végétatives; par conséquent, d'après l'analyse que nous avons essayée plus haut, elle a pour instrument le tissu cellulaire ou générateur. Elle existe donc dans tous les êtres doués de la vie, végétaux et animaux.

La chaleur *nerveuse* ou par *influx*, au contraire, est liée à l'exercice des fonctions *spéciales*; par conséquent, elle a pour instrument l'arbre nerveux, le cercle encéphalo-ganglionnaire, elle commence à paraître avec le système capillaire pour finir aux appareils les plus élevés de la vie de relation : elle existe donc seulement chez les êtres vivants qui sont doués d'un système nerveux.

En d'autres termes, la chaleur végétative est liée aux actes d'assimiliation, de *chimie vivante;* et la chaleur nerveuse ou par influx est liée aux actes de névrosité et de *mécanique vivante.* Au fond ces deux sortes de chaleur sont identiques comme ces actes eux-mêmes sont identiques, en ce sens qu'ils sont produits par la même force et qu'ils tendent à un séul et unique but; seulement les instruments qui servent à les manifester sont différents, c'est ce qui fait que *le* mode de dégagement de la chaleur varie.

Ces deux modes de manifestation dans la caloricité s'observent également dans la sensibilité et la contractilité. La chaleur est *une* dans sa nature, comme la sensibilité est *une,* comme la contractilité est *une :* mais chacune d'elles peut se présenter avec des caractères spéciaux suivant certaines circonstances; tout le monde connaît à ce sujet la division de Bichat et la distinction qu'il a établie entre la sensibilité et la contractilité *organiques* et la sensibilité et la contractilité *animales.*

Nous voudrions pouvoir donner ici les lois qui règlent chacune de ces manifestations vitales, mais pour nous faire comprendre, nous serions obligé d'entrer dans des développements dont nous sentons qu'il faut nous abstenir. Nous tenions seulement à faire la distinction entre la chaleur végétative et la chaleur nerveuse, parce que ce point de vue est tout-à-fait nouveau, et que nous aurons occasion de montrer son utilité dans la question des fièvres.

En résumé, si les principes que nous venons d'établir jusqu'ici sont vrais, si notre analyse de la vie est exacte, si l'organisme entier doit être considéré comme un appareil d'assimilation, si on admet avec nous que le tissu cellulaire, c'est-à-dire l'instrument immédiat de la vie, a nécessairement besoin d'un stimulus matériel pour se nourrir et se réparer, si le sang est ce stimulus, nous croyons dès lors que notre position est bonne, notre point de départ assuré, notre base physiologique inattaquable, et cela nous mènera loin pour la pathologie, comme on le verra bientôt.

CHAPITRE TROISIÈME.

Principes de pathologie générale.

Et d'abord qu'est-ce que la maladie?

Certains pathologistes modernes répondent que la maladie est un trouble, une déviation de la santé, un dérangement notable survenu dans l'exercice d'une ou de plusieurs fonctions, et autres choses de ce genre. Voilà, certes, des définitions qui ne compromettent personne, mais qui, en revanche, n'apprennent ni ne définissent rien! Qui ne reconnaît ici l'école *sceptique* ou *empirique?*

Quelques autres donnent le nom de maladie à toute lésion survenue, soit dans les conditions chimiques, physiques, mécaniques, soit dans les conditions vitales de l'organisme. Cette manière de voir offre pour tout avantage de rappeler la constitution élémentaire du corps humain : ce peut être à la rigueur une division des maladies, mais ce n'est pas une définition de la maladie. On peut voir ici l'empreinte de *l'éclectisme*.

Sous le règne de *l'humorisme*, la maladie était considérée comme une altération quelconque des humeurs, c'est-à-dire qu'elle était définie par sa *cause prochaine*, soit réelle, soit supposée.

Aujourd'hui *l'organicisme* voit dans la maladie une lésion de l'organisation, amenant par suite un trouble dans les fonctions, c'est-à-dire que la maladie est définie par le *moyen* ou l'instrument qui sert à la manifester.

Quelques *vitalistes* modernes définissent la maladie, avec Reil : un acte fondé sur l'organisation que des circonstances insolites ont sollicitée à convertir ses opérations ordinaires en d'autres anomales. Cette dernière définition contient l'idée du principe et du moyen: mais il lui manque de montrer le but ou la fin de cet acte anomal ; elle est donc insuffisante.

En effet, toute bonne définition doit embrasser à la fois l'indication du principe, du moyen et de la fin de la chose définie. C'est d'après ce principe incontestable de philosophie que nous avons procédé à la définition de la vie, et c'est là que nous devrons puiser la vraie définition de la maladie.

Or, nous avons vu que la vie devait être conçue comme une grande fonction ayant pour but la conservation de l'organisme. Si les stimulus qui mettent en jeu la fonction sont normaux ou hygiéniques, la vie est à l'état de *santé;* si, au contraire, les stimulus sont anormaux, la vie est à l'état de *maladie.* La santé et la maladie sont donc deux aspects, deux modes, deux formes de la vie et rien de plus : c'est-à-dire, en d'autres termes, que la maladie est une *fonction morbide.*

C'est ainsi que *l'école hippocratique* a toujours considéré la maladie, et c'est guidée par ces principes qu'elle a pu et qu'elle a dû la définir :

Une réaction de la vie, un effort de la nature contre une cause quelconque de trouble, opérée dans le but éloigné de la conservation de l'organisme.

Cette définition est évidemment la meilleure, car elle est la seule qui renferme plus ou moins explicitement les trois conditions dont chacune avait été considérée isolément par les autres écoles. Cependant nous reconnaissons que, pour être parfaite, elle demanderait à être formulée d'une manière beaucoup moins générale : telle qu'elle est néanmoins, nous la conserverons provisoirement, parce qu'elle peut suffire à notre objet.

La maladie étant un *acte* et non un *être matériel*, ne saurait avoir de *siége* pas plus que la vie. Mais cet acte pour s'accomplir suppose un agent ou instrument : or cet instrument est ou l'organisme tout entier, ou bien un ou plusieurs organes.

D'après ces principes, il ne peut être permis d'admettre des maladies physiques, chimiques, mécaniques, sous peine de tomber, à la fois, dans un vice de langage et dans une erreur scientifique. En effet, une lésion physique, par exemple une luxation, une fracture, n'est pas nécessairement une maladie; elle ne le deviendra que du moment où il s'établira des phénomènes de réaction vitale : jusque là c'est un accident, une *cause prochaine* , plus ou moins éventuelle, de maladie, et rien de plus. La preuve, c'est que la réaction vitale peut manquer ; et si, malgré l'absence de toute réaction, on persistait à appeler toute solution de continuité une maladie, je ne vois pas pourquoi on ne donnerait pas le même nom à une jambe de bois fracturée. Dans le langage ordinaire , on tolère beaucoup de choses : mais quand il s'agit de science et de pathologie générale , on doit être plus exact et plus rigoureux. Une preuve plus forte encore que les lésions physiques ne sont pas réellement des maladies, mais seulement des causes ou des effets de la maladie, c'est que ces lésions persistent après la mort , c'est-à-dire alors qu'il n'y a plus de réaction possible : or, qui serait assez hardi pour dire qu'un cadavre est ou peut être malade? tant il est vrai que l'idée de maladie entraîne invinciblement l'idée de réaction vitale!

Aussi, quand nous entendons certains professeurs de cette école reprocher à Bichat et aux autres vitalistes d'avoir méconnu ou de méconnaître les maladies physiques, chimiques, mécaniques , cela seul suffit pour nous prouver que ces médecins ne se font pas une idée juste de ce qu'on doit entendre par maladie. Comment, d'ailleurs, pourrait-il en être autrement, lorsque, pour eux, la vie est un effet, un résultat, tandis que, sous peine de ne rien comprendre à la physiologie, elle doit être étudiée comme une force, comme une cause?.. De là l'abîme qui sépare l'organicisme du vitalisme; de là aussi la stérilité de l'un et la fécondité de l'autre!

Si, à l'entrée de la pathologie, la plupart des médecins de notre époque oublient si souvent leur physiologie, et s'en débarrassent comme d'un bagage inutile, c'est la plus forte condamnation qu'on puisse porter contre leur physiologie tout instrumentale, qui, si elle peut rendre de bons services dans l'étude des organes malades, se trouve tout-à-fait nulle et stérile vis-à-vis des maladies, c'est-à-dire pour fonder la pathologie générale. Notre physiologie, au contraire, devra toujours nous servir de flambeau, et nous ferons nos efforts pour ne la perdre jamais de vue, car s'il est une vérité pour nous incontestable, c'est celle que le père de la médecine a consacrée de sa grande autorité; savoir : que la physiologie doit servir de base à la pathologie : *quæ faciunt in homine sano actiones sanas, eadem in ægro morbosas.*

§ I. — DE LA FIÈVRE EN GÉNÉRAL.

La maladie qui s'offre la première à notre étude, la maladie de tous les êtres vivants, de tous les pays, de tous les temps, la maladie par excellence, en un mot, c'est *la fièvre.*

Qu'est-ce donc que la fièvre ?

« Serait-ce un être de raison, une conception abstraite et purement nominale de la vieille ontologie, une maladie sans corps, sans siége, sans support, une essence existant par elle-même et indépendamment de l'organisme ou des tissus vivants, quelque chose de métaphysique et d'idéal, un principe surnaturel et distinct de l'économie ? »

La fièvre, enfin, ne serait-elle qu'un mot, c'est-à-dire rien? Non, la fièvre est quelque chose, comme la vie est quelque chose : la fièvre est une réalité, comme l'organisme est une réalité. Nier la fièvre, c'est nier la vie ou la réaction vitale; nier la fièvre *essentielle*, ou, en d'autres termes, vouloir localiser la fièvre dans un organe, c'est chercher à localiser la vie, lui assigner un siége distinct, un organe particulier, ce qui est absurde.

Rappelons-nous bien l'idée qu'on doit se faire de la vie, c'est-à-dire une fonction reposant sur trois conditions élémentaires : la force vitale, le tissu générateur, le sang. Or, faites que, la force et l'instrument de la fonction restant les mêmes, le stimulus seul soit changé ; que le sang, de stimulus normal soit converti en stimulus anormal; aussitôt la fonction, au lieu d'être physiologique, devient pathologique. Comme la force qui préside à la fonction ne change pas, le but ou la fin de la fonction pathologique ne saurait changer, c'est-à-dire que ce but est toujours, en définitive, la conservation de l'organisme. Mais si, dans la fonction pathologique, le but et les lois restent les mêmes, les phénomènes sont différents de ceux que l'on observe dans l'état de santé, car désormais l'organisme ne travaille plus un aliment, mais la vie est aux prises avec une matière morbifique.

Mais d'où vient cette matière morbifique, et comment la concevoir agissant sur tout l'organisme ?

La physiologie va nous mettre facilement sur la voie. Après la digestion stomacale, voyez le chyle, absorbé par les radicules lymphatiques, se transformer en sang artériel dans l'acte de l'hématose ; de là pénétrer dans le grand torrent circulatoire et se répandre dans la trame générale des parenchymes ; voyez-le toucher, stimuler toute molécule de matière vivante, qui, au moyen de ses facultés primitives (la sensibilité et la contractilité), réagit sur son stimulus normal, se l'assimile et donne lieu à un acte de plasticité ou de chimie vivante.

Or, cette réaction simultanée, primitive et générale

de chaque aréole vivante, accompagnée d'un certain dégagement de chaleur normale, cette réaction, c'est la vie; cet acte de plasticité, c'est une sorte de fièvre physiologique essentielle.

Où placer son siége, son point de départ ? où la localiser ?

Mais ce stimulus normal, ce chyle réparateur, ce sang physiologique, ne pouvez-vous en faire un stimulus anormal, une matière morbifique? Assurément rien de plus simple.

Que le chyle soit de mauvaise qualité, que le sang vienne à être vicié par des principes inassimilables, soit venus du dehors, soit puisés dans l'organisme même, comme cela peut s'observer à la suite d'injections artificielles, de l'absorption des virus, des miasmes, ou de la résorption des divers produits morbides engendrés dans le sein de nos tissus; voilà dès lors un stimulus anormal qui, charrié avec le sang et mis en contact avec tous les tissus vivants, au lieu de déterminer une réaction physiologique pour être immédiatement assimilé, va susciter une réaction pathologique, sera soumis à une élaboration particulière, à une sorte de digestion nouvelle, et qui finalement sera assimilé en partie ou éliminé en totalité, si le stimulus est trop hétérogène (nous parlons des cas les plus simples et les plus heureux); car le but définitif de la fonction morbide est toujours la conservation de l'organisme, et cette conservation ne s'opère et ne peut s'opérer, en maladie comme en santé, que par des actes d'assimilation et de désassimilation.

Or, cette réaction simultanée, générale et primitive de toute aréole vivante, suscitée par la présence d'un stimulus anormal, et accompagnée d'une lésion dans la chaleur animale, cet acte de plasticité morbide, voilà ce que nous appelons une *fièvre essentielle*.

Où placer son siége, son point de départ? où la localiser?

Nous sera-t-il permis maintenant de le demander, la fièvre n'est-elle qu'un mot, ou bien est-elle quelque chose?

Oui sans doute, répondent nos organicistes; mais votre fièvre essentielle n'est en définitive qu'une surexcitation morbide du système circulatoire, une angiocardite ou cardo-artérite, et rien de plus.

C'est quelque chose de plus, répondrons-nous à nos localisateurs, c'est même tout autre chose. Eh quoi! parce que, dans les exemples cités plus haut, la membrane interne du système circulatoire a reçu le premier contact de la matière morbifique, parce que le sang a servi de véhicule à cette matière, parce que le cœur et les artères sont un des moyens de manifestation de la réaction morbide, une des expressions symptomatiques de l'*état fébrile*, vous appelez cette réaction une angio-cardite; vous circonscrivez tout l'appareil fébrile dans le système circulatoire et dans la portion du système nerveux qui l'anime; et, sous prétexte que ce sont deux systèmes généraux de l'économie, vous croyez avoir échappé ainsi au reproche d'une étroite localisation. Mais vous ne songez donc pas qu'il existe un système bien plus général encore que le système circulatoire et que le système nerveux, puisqu'il sert à les former l'un et l'autre, je veux dire la trame vitale, le tissu cellulaire ou générateur! Avec votre manière de considérer et de dénommer la fièvre, cet état si complexe est réduit à rien ou presque rien. De quel droit supprimer ainsi ces troubles généraux qui préexistent à l'accélération du mouvement circulatoire, ce malaise général et intime du début, toutes ces lésions si nombreuses de la sensibilité, de la contractilité, de la caloricité, qui sont des éléments si remarquables de l'état fébrile; de quel droit nous escamoter en quelque sorte les phénomènes les plus caractéristiques, pour ne nous montrer dans cet état qu'un seul phénomène important sans doute, mais grossier et secondaire: les battements du cœur et les artères! Patrons de la médecine exacte, modèles de la bonne observation, est-ce là de l'exactitude, de la sévérité, de l'impartialité?

Est-ce là surtout de la physiologie? A ce compte, la vie ne serait plus qu'un simple acte de circulation; la fonction si complexe de l'assimilation se résumerait dans une excitation du cœur et dans des pulsations artérielles; tout l'ensemble des fonctions qui constituent l'organisme disparaîtrait devant la fonction qui est chargée de porter aux autres les matériaux nutritifs; la vie, en un mot, ne serait plus qu'une sorte d'angio-cardite physiologique! Voilà pourtant où mène l'organicisme!

Mais qu'il nous soit permis de faire remarquer que l'opinion de nos adversaires entraîne des erreurs de physiologie telles qu'on se demande comment elles ne leur ont pas fait ouvrir les yeux. En effet, pour que leur théorie de la fièvre fût, je ne dis pas vraie, mais au moins soutenable, il faudrait supposer que le système circulatoire qui lui sert de siége s'étendît partout, que tout ne fût que vaisseaux dans l'organisme, c'est-à-dire admettre une division dans les capillaires sans fin et sans limites, en un mot une chose impossible. En outre, il faudrait supposer que le cœur, que les gros vaisseaux, que tout le système circulatoire ont une existence *antérieure* aux appareils auxquels ils sont destinés à envoyer du sang, ce qui serait dire, en d'autres termes, que le moyen peut préexister au but, chose aussi absurde en logique que fausse en observation; ou bien il faudrait oublier que la vie existe avant l'apparition de tout système circulatoire, comme de tout système nerveux, ainsi que, d'après tous les naturalistes, nous l'avons constaté au bas de l'échelle zoologique.

Or, si un être réduit à une masse de tissu cellulaire, sans aucun organe spécial, sans même aucun vaisseau capillaire, possède la faculté de s'assimiler un fluide nourricier normal qui le pénètre par une sorte de mouvement oscillatoire; si cet être rudimentaire a une chaleur propre, en un mot s'il est doué de la vie, l'induction la plus nécessaire nous force d'admettre que ce même être pourra réagir contre un stimulus inassimilable et en même temps dégager une chaleur morbide. Or, cette réaction, quelque obscure, quelque imparfaite, quelque problématique même qu'on la suppose, nous donne théoriquement l'idée la plus simple de la fièvre essentielle, car ici on ne pourrait invoquer aucune transmission par voie de sympathie, puisque l'agent nécessaire des sympathies, le *système* nerveux, manque, et que personne n'oserait parler de cardo-artérite, pour une excellente raison !

La fièvre essentielle est donc la maladie la plus nécessaire, la plus naturelle, et, qu'on nous passe cette expression, la plus physiologique, car elle est la seule qui soit commune à tous les êtres vivants; c'est la maladie des êtres qui n'en ont pas d'autre et ne peuvent en avoir d'autre.

Pourquoi l'homme en serait-il exempt? Considéré en tant qu'être vivant, il n'est pas d'une autre nature que le zoophyte, que l'être placé au bas de l'échelle; son but est le même, celui de se conserver vivant pendant un temps déterminé; les instruments dont il a été doué pour arriver à ce but sont plus nombreux et plus parfaits, voilà toute la différence. Pour connaître la fièvre dans ce qu'elle a d'essentiel, de radical, il faut faire ici ce que nous avons fait pour la vie; il faut l'étudier, non pas dans l'organisme arrivé à toute sa perfection, mais dans l'organisme dépouillé par l'analyse de toutes ses fonctions spéciales et réduit à ses conditions essentielles et radicales d'existence; en un mot, partir des êtres réduits aux fonctions vitales communes, et, en passant par tous les degrés intermédiaires, arriver au plus élevé des mammifères; de cette manière, on trouvera que la fièvre et la vie ont une marche exactement parallèle et ascendante, et que l'une et l'autre auront des moyens de manifestation d'autant plus nombreux, d'autant plus spéciaux, qu'on se rapprochera davantage de l'être placé au sommet de l'échelle.

En résumé, la véritable théorie de la fièvre est entièrement renfermée dans une bonne analyse physiologique de l'être vivant, et c'est en nous fondant sur cette analyse que nous espérons maintenant pouvoir être compris, en disant avec M. Récamier que la fièvre consiste dans une *sur-stimulation (morbide) des fonctions vitales communes*, et qu'elle a pour symbole et pour thermomètre une lésion de la chaleur animale.

Mais, pour être fidèle à nos principes de philosophie médicale, nous croyons devoir donner ici la définition plus complète de la fièvre, que M. Pidoux a formulée de la manière suivante :

La fièvre essentielle, considérée de la manière la plus générale, c'est l'état d'un organe ou d'un organisme dont le mode de réaction vitale est changé, parce qu'un but d'activité accidentel et nouveau s'est développé en lui par la présence d'un stimulus accidentel et nouveau, et ce but, c'est l'assimilation ou l'élimination de ce stimulus.

Je voudrais pouvoir maintenant présenter ici le tableau général de la fièvre essentielle, la suivre dans ses diverses périodes d'incubation, d'irritation ou de crudité, de maturation ou de coction, de résolution ou de crise, de convalescence ou de restauration ; je voudrais pouvoir montrer dans l'ordre et la filiation des phénomènes fébriles, leur loi, leur signification, leur finalité, faire voir clairement comment chacun de ces phénomènes, depuis le frisson initial jusqu'à l'évacuation critique, reproduit exactement, aux yeux du pathologiste, chacun des actes que le physiologiste observe dans l'étude de la digestion normale depuis la sensation plus ou moins légère de froid jusqu'à l'acte de la défécation ; en un mot, je voudrais pouvoir faire saisir à tous les esprits non prévenus comment la fièvre, au milieu de ce trouble, de ce désordre apparent, peut être considérée comme une opération de la nature tendant à la conservation de l'organisme, c'est-à-dire comme une fonction morbide; mais je suis encore forcé de renvoyer au livre du docteur Pidoux. C'est là qu'après avoir enseigné comment doit être comprise l'observation en médecine, notre auteur a placé l'exemple à côté du précepte ; c'est là que, dans un tableau tracé, non pas à la manière des numéristes, mais d'après la méthode des grands maîtres de l'art, il a su indiquer la loi de génération des phénomènes dans leur ordre de succession; en un mot, donner une théorie complète de la fièvre, tout en se bornant à une simple description.

Si, après la lecture et la méditation de ces pages, nos organicistes modernes persistaient à ne voir dans l'état fébrile qu'un trouble du système circulatoire, en vérité je ne saurais plus m'expliquer cet aveuglement qu'en pensant que peut-être il ne leur est jamais arrivé de fébriciter. Alors un simple accès de fièvre éphémère vaudrait mieux pour eux que tous les plus beaux raisonnements du monde. Mais si dans la première période de cette fièvre au milieu de ce malaise général, de ce frissonnement étrange, de cette sensation indéfinissable où il vous semble que toute molécule vivante a reçu une atteinte profonde; si, dans cet état où le cœur se tait, où le système circulatoire ne donne pas encore signe de surexcitation, nos localisateurs n'abjuraient pas spontanément leur doctrine étroite et incompréhensible, dès lors tout espoir de conversion serait à jamais perdu, et leur carrière scientifique aussi bien que leur accès de fièvre se terminerait infailliblement dans l'impénitence finale, c'est-à-dire, en état de *cardo-artérite aiguë*.

Après avoir étudié la fièvre en général, nous devons dire un mot des fièvres et chercher leur classification.

D'après la notion que nous nous sommes formée de la fièvre, ce mot n'entraîne pas nécessairement l'idée d'une réaction générale, ou devant toujours avoir primitivement pour instrument l'organisme tout entier.

Il n'en pourrait être ainsi que si le stimulus anormal venait constamment se mettre en contact direct et immédiat avec la trame générale destinée à l'assimiler ou à l'éliminer, comme dans les cas précédents que nous avons pris à dessein pour exemples; la même chose aurait encore lieu si tout organisme, tout être vivant était réduit à l'organe vital commun et aux fonctions vitales communes, comme cela s'observe dans les animaux cellulaires.

Mais, dans les animaux supérieurs, la physiologie nous a montré une série d'organes *spéciaux* destinés à aller à la recherche de l'aliment et à lui faire subir des élaborations successives jusqu'à ce qu'il soit converti en chyle et en sang artériel. Or, en nous bornant à la vie organique de Bichat, supposez que chacune de ces fonctions physiologiques spéciales, depuis la digestion gastrique jusqu'à la nutrition interstitielle, reçoive, au lieu d'un aliment normal, et ait à élaborer un aliment de mauvaise qualité, un stimulus anormal, une matière morbifique quelconque, voilà dès lors des fonctions physiologiques transformées en autant de fonctions pathologiques, c'est-à-dire, d'après notre définition, voilà des réactions morbides qui seront pour nous autant d'espèces de fièvres essentielles. C'est ainsi qu'en partant de l'estomac nous trouvons successivement, en physiologie, la chymification et la chylification, l'absorption chyleuse, la circulation, l'hématose, les sécrétions et excrétions diverses, les fonctions trophiques ou présidant à la formation des divers parenchymes, et enfin les fonctions vitales communes; et qu'en pathologie nous observons, comme fonctions morbides correspondantes, les fièvres gastriques, bilieuses, saburrales; les fièvres sanguines, hématosiques, les fièvres sécrétoires, catarrhales, les fièvres qu'on a appelées récorporatives, les fièvres inflammatoires, et enfin tout au bas de l'échelle, les phlegmasies.

D'après cette manière de voir, chacune des fonctions spéciales nous représente une classe particulière de fièvre; mais ensuite chacune de ces classes demanderait à être divisée en genres et en espèces, et on aurait ainsi une pyrétologie complète vraiment physiologique, dans laquelle viendraient naturellement se ranger les nombreuses variétés de fièvres qui ont été observées et décrites par les anciens pathologistes. Je ne doute pas que la doctrine des fièvres, étant étudiée d'après ces principes et fondée sur une pareille base, ne reconquît tôt ou tard l'empire qu'elle a perdu depuis la nouvelle révolution médicale; mais ce travail n'est encore qu'ébauché, et jusqu'au moment où il sera accompli, il faudra bien nous résigner à entendre répéter autour de nous ces paroles si peu comprises de ceux mêmes qui les ont sans cesse à la bouche, savoir : que depuis Broussais il n'existe plus de fièvres essentielles.

Malgré ce défaut de développements, on peut juger cependant combien notre analyse physiologique nous sert pour simplifier et éclairer la pathologie; après avoir donné à notre auteur la véritable théorie de la fièvre et lui avoir fourni la classification la plus naturelle des fièvres et le plan général d'une bonne pyrétologie, cette analyse vient encore de nous conduire comme par la main vers la solution d'une des questions les plus obscures et les plus importantes de la médecine, c'est-à-dire, le *siége et la nature de l'inflammation.* En effet, en parcourant de haut en bas la série des appareils de l'assimilation et en descendant notre échelle pyrétologique, dont les degrés sont exactement parallèles à l'échelle physiologique, l'inflammation s'est présentée à nous comme la dernière des fièvres ; et nous trouvons par conséquent que cette fonction morbide a pour support et pour instrument la trame vitale, le tissu cellulaire ou l'appareil des fonctions vitales communes.

La théorie de l'inflammation est subordonnée à l'idée plus ou moins claire et plus ou moins vraie que chacun pourra se faire des fonctions vitales communes et du tissu cellulaire ou générateur. Rappelons-nous donc bien que ce tissu forme la trame générale de tous nos organes, qu'il est la base, le canevas de toute l'organisation ; que la vie repose essentiellement sur lui ; et que sa fonction, sa seule fonction, c'est d'exister, c'est de vivre, pour qu'à leur tour, les organes *spéciaux* qui en sont formés, puissent exister et fonctionner.

Or, jusqu'ici le stimulus anormal, la cause morbide que nous avions fait agir sur l'économie, n'avait, par hypothèse, lésé les appareils de l'assimilation qu'en tant que doués de fonctions *spéciales* qu'ils tiennent d'une certaine organisation, d'une certaine forme, d'une certaine disposition du système nerveux, fonctions spéciales, digestives, exhalantes, sécrétoires, trophiques; mais ces appareils n'avaient reçu aucune atteinte dans leur texture et dans leur organisation intime; car les fonctions *gastriques*, comme toutes les fonctions spéciales, peuvent être troublées sans que les tissus qui composent l'estomac soient lésés, altérés.

Maintenant nous supposons que la matière morbifique vient à porter son action sur les fonctions vitales communes, sur l'instrument lui-même de ces fonctions, sur le tissu cellulaire, qu'arrivera-t-il?

« Pour que ces fonctions soient lésées, il faut de toute nécessité que le stimulus anormal ait agi d'une manière chimique ou d'une manière mécanique. Ici, en effet, la fonction n'est autre chose que la vie et la conservation du tissu; elle ne peut donc recevoir de lésion indépendamment de ce même tissu. Or, nous ne concevons qu'un seul mode possible de lésion pour un composé matériel en tant que tel, que ce composé soit un corps brut ou organisé; c'est une lésion opérée mécaniquement ou chimiquement. En d'autres termes, le tissu cellulaire est l'ouvrage, le produit des fonctions vitales communes; sa création et sa conservation constituent ces fonctions elles-mêmes. Cet ouvrage, ce produit, ces fonctions étant le tissu cellulaire lui-même, ne peuvent être lésés sans lui, pas plus que lui sans eux. Mais un tissu quelconque, vivant ou non vivant, n'a qu'une manière d'être lésé ou attaqué, et c'est mécaniquement ou chimiquement. Donc, pour que les fonctions vitales soient lésées, il faut un agent mécanique ou chimique. »

Ce raisonnement est serré et nous paraît inattaquable : mais, comme il repose sur une analyse extrêmement délicate, il est à craindre que tous les esprits n'en sentent ni toute la rigueur ni toute l'importance, et cependant là se trouve la solution d'un grand problème, savoir : la nature de l'inflammation.

Le stimulus anormal en contact avec le tissu cellulaire des organes peut agir à deux degrés, ou comme simple irritant, ou comme agent désorganisateur. Dans le premier cas, l'effet produit est une simple *irritation*, c'est-à-dire une fonction pathologique, n'ayant, comme la fièvre essentielle proprement dite, qu'un seul but, savoir : l'assimilation ou l'élimination de la cause morbifique. Mais, dans le cas où l'agent irritant a été assez puissant pour attaquer l'organe dans sa texture, pour désorganiser la trame vitale, le but de la fonction pathologique est double, et elle se compose alors de deux périodes : la période d'irritation ou d'élimination, et la période de régénération ou de cicatrisation, pour réparer la portion du tissu lésée et détruite par le stimulus.

De là deux grandes classes d'inflammations, qui sont aussi fondées en théorie qu'utiles dans la pratique. La première classe comprend les phlegmasies qui ont été nommées *incomplètes*, *fausses*, *bâtardes*, *catarrhales*, *érythémateuses*, *rhumatismales*, etc., et la seconde renferme celles qu'on a désignées sous le nom d'inflammations *vraies*, *complètes*, *phlégmoneuses*, etc.

Dans les inflammations *fausses*, la maladie consiste dans une simple irritation, tandis que dans les inflammations *vraies* et *complètes*, il y a irritation et désorganisation, et c'est dans ces dernières seulement qu'il y a formation d'une hématose nouvelle et indépendante de la grande circulation du sujet, destinée à créer un tissu nouveau et accidentel pour la production de la cicatrice.

Cette distinction permet de saisir facilement l'analogie et la différence qui existent entre la fièvre et l'inflammation : dans quel sens et avec quelle restriction il faut entendre cette opinion de l'école hippocratique; savoir : que la fièvre est une inflammation générale, comme l'inflammation est une fièvre locale.

Dans la crainte d'effaroucher bien des lecteurs, nous éviterons de suivre notre auteur dans l'extension très-large qu'il a donnée à la fièvre, et nous nous garderons bien, en conséquence, de parler des fièvres qui ont pour instruments les appareils de la vie de relation, trop heureux encore qu'on voulût bien accepter les fièvres proprement dites, c'est-à-dire celles qui se passent dans les fonctions de l'assimilation immédiate, ou dans les appareils de la *vie organique*.

La dernière remarque que nous croyons devoir faire à cause de son utilité pratique, c'est que les fièvres essentielles offrent le type intermittent, rémittent ou continu, suivant que les appareils qui accomplissent ces fonctions morbides exécutent leurs fonctions normales, d'après l'un ou l'autre de ces types. Les fièvres sont d'autant plus intermittentes qu'elles affectent des appareils plus voisins de ceux de la vie de relation, et d'autant plus continues qu'elles se rapprochent le plus des appareils des fonctions vitales communes. C'est ainsi qu'on voit les fièvres présenter une intermittence moindre ou plutôt une rémittence graduellement décroissante depuis les fièvres gastriques, les fièvres catarrhales, les fièvres inflammatoires ou synoques, jusqu'aux phlegmasies qui seules sont véritablement *continentes*. — Nous n'entendons pas parler ici des fièvres *intermittentes* proprement dites, ou *marématiques*, qui ont des caractères particuliers, et qui doivent trouver leur place ailleurs dans le cadre nosologique.

§ II. — EXAMEN CRITIQUE DU SYSTÈME DE BROUSSAIS.

Après avoir donné une notion générale de la vie, de la santé et de la maladie, de la fièvre et de l'inflammation; après avoir rapidement esquissé le plan d'une pyrétologie fondée sur une base vraiment physiologique, nous sommes arrivé devant la question de l'essentialité des fièvres, et au moment de nous prononcer sur un des dogmes les plus fondamentaux de la médecine hippocratique, savoir: sur les fièvres sympathiques et les inflammations symptomatiques.

Ainsi plus j'avance, plus ma tâche grandit et devient difficile. Si jusqu'ici j'ai pu, non sans peine, effleurer quelques sommités de la philosophie médicale, établir quelques principes de haute physiologie, formuler certaines propositions de pathologie générale, comment maintenant, en quelques pages, exposer toute une doctrine, discuter tout un système, juger tout une révolution médicale? comment affronter enfin une grande renommée, combattre ouvertement un homme puissant, surtout quand cet homme porte le nom de Broussais? Voilà pourtant ce que je dois faire si je veux suivre mon auteur dans le vaste champ où mon sujet m'entraîne. Après avoir été tant de fois remué par la critique, après avoir été exploité par des talents si divers, il semblerait que ce champ, d'ailleurs si fertile, devrait être tout-à-fait épuisé; cependant il n'en est rien. Bien plus, nous croyons qu'il attend encore une forte main qui puisse le creuser dans toute sa profondeur, et un esprit supérieur qui ose l'embrasser dans toute son immensité. Quoi qu'il en soit, nous allons à notre tour, et sur les pas de notre auteur, hasarder un coup d'œil sur une des parties le moins explorées de ce riche domaine.

Toute doctrine générale, a-t-on dit, qui laissera en dehors d'elle un seul fait, est d'avance une doctrine perdue; par cette seule exclusion elle sera convaincue d'étroitesse, par conséquent de fausseté; et tôt ou tard il faudra qu'elle tombe, et qu'elle soit remplacée par une doctrine plus large. C'est là l'histoire abrégée de la chute de tous les systèmes; c'est là précisément ce qui est arrivé à la doctrine dite physiologique.

Broussais arrive, et s'empare d'un terrain dans le vaste champ de la science; là il enferme un certain nombre de faits particuliers, qu'il rallie autour d'un fait général, mais d'un ordre secondaire, *l'irritation*. Génie puissant et hardi, il a bientôt élevé dans cette enceinte et sur cette base un grand système qu'il croit fortifié sur tous les points et inattaquable; puis il s'écrie: Voilà la science!

Mais ce n'était pas toute la science. Bientôt quelques faits laissés dehors osèrent réclamer droit d'entrée; mais le maître les repoussa durement: il n'y avait pas place pour eux. D'autres faits survinrent et se réunirent aux premiers, puis d'autres encore; et il en arriva tant qu'ils formèrent une masse redoutable. Alors s'engagea une lutte vive et ardente qui dura environ quinze années; et à la fin, comme chacun sait, le système physiologique succomba sous le nombre des faits contraires. Cependant l'édifice long-temps battu en brèche était encore debout; on peut dire qu'il avait été forcé, mais il n'était pas ruiné. Pour cela que fallait-il? l'attaquer par la base, s'en prendre à cette *irritation* elle-même, épouvantail pour les uns, objet de superstition pour les autres, mystère pour beaucoup. En un mot, après la guerre par les faits, il fallait la guerre par les principes, science contre science, dogmatisme contre dogmatisme. Or, voilà ce que le docteur Pidoux, au nom de la doctrine hippocratique, a fait franchement et résolument.

Quiconque voudra avoir un exemple de ce que peut la logique contre toute la puissance du génie, n'aura qu'à suivre la polémique dirigée par notre auteur contre le système de Broussais.

Où est l'idée-mère? Quelle est la synthèse la plus élevée de ce système? Écoutez :

« *La vie de l'homme ne s'entretient que par les stimulants extérieurs*, et *tout ce qui augmente les phénomènes vitaux est stimulant.* »

Il semble qu'il n'y ait rien à objecter à cette première proposition; or, accordez-la à Broussais, et toute sa doctrine physiologique, pathologique et thérapeutique est inattaquable, car Broussais est un puissant logicien qui saura bien, de ces prémisses, faire sortir les plus lontaines conséquences.

C'est qu'en effet cette première proposition entraîne et nécessite tout le reste du système. — « Possibilité d'entretenir la vie d'un animal à l'aide des impondérables extérieurs, et par le moyen des sympathies (corollaire non formellement tiré par Broussais, mais découlant forcément de sa proposition). — Désessentialisation des fièvres, ou réduction des fièvres essentielles en fièvres symptomatiques de phlegmasies locales. — Génération et propagation des phlegmasies par l'intermédiaire du système nerveux. — Identité de toutes les phlegmasies, et par conséquent de presque toutes les maladies. — Proscription de la spécificité, des matières morbifiques et de l'humorisme. Négation d'un but d'activité dans les maladies, et, comme conséquence, rejet de la doctrine des crises, de la nature médiatrice, etc. — Distinction des maladies, soit aiguës, soit chroniques, par leur siége et leur intensité seulement, — jamais par leur nature. — Uniformité et simplification de la thérapeutique en raison de toutes les conditions précédentes, etc. »

Mais aussi attaquez et annulez cette première proposition fondamentale, et remplacez-la par la suivante :

Les stimulants extérieurs fournis par la nature inorganique étant donnés, et agissant comme condition préexistante, *la vie ne se manifeste et ne s'en-*

tretient dans l'organisme que par l'assimilation des matériaux alibiles puisés dans la nature organique.

Et cette nouvelle proposition, en apparence si peu différente de la première, renverse toutes les propositions secondaires qui forment tout le système physiologique, et elle engendre logiquement autant de propositions correspondantes, mais contraires, dont l'ensemble constitue la doctrine hippocratique.

Et la célèbre sentence : *Qu'est l'observation, si on ignore là où siége le mal?* laquelle sert d'épigraphe à la médecine physiologique, se trouvera transformée en celle-ci : *Qu'est l'observation si, connaissant le siége du mal, on en ignore la nature?*

Voilà des assertions, essayons maintenant quelques preuves.

C'est ici le lieu de nous rappeler les principes généraux de physiologie qui ont été établis au commencement de notre précédent article; car, sans eux, il nous est impossible de faire un seul pas dans la démonstration que nous devons tenter.

D'après la subordination que nous avons reconnue entre les trois forces aussi bien qu'entre les trois grandes classes d'êtres dont se compose l'univers, la vie, ou, si l'on veut, l'état d'activité des êtres organisés est soumis, avant tout, à l'influence des agents de la nature inorganique, savoir: le calorique, la lumière, l'électricité, etc.

Mais cette influence des stimulants généraux suffit-elle? cette stimulation est-elle la cause immédiate et prochaine de la vie; ou bien n'en serait-elle qu'une simple condition d'existence, bien que condition nécessaire? C'est au raisonnement et à l'observation de nous donner la réponse.

L'organisme vivant peut être considéré comme la combinaison d'une force et d'une portion de matière; la vie, a-t-on dit avec raison, c'est une force incorporée. Or, à cette double nature il faut pour exister et agir deux choses indispensables, savoir : une influence purement dynamique et une action toute matérielle par une incorporation incessante de substances alibiles; d'abord des stimulants, ensuite des aliments; là des agents impondérables exclusivement en rapport avec la sensibilité et la contractilité, ici de véritables matériaux destinés à la plasticité. Expliquons-nous davantage.

A la force vitale il faut : 1° pour exister et se manifester, 2° pour fonctionner, d'abord une condition d'existence et de manifestation ou un support, ensuite une cause prochaine ou stimulus.

La condition d'existence et de manifestation ou le *support*, c'est une portion de matière, de laquelle sont inséparables ses principes d'activité physique, tels que calorique, électricité, attraction.

La *cause prochaine* chargée de déterminer la fonction (conservation de soi et de l'espèce) consiste en des matériaux alibiles, en rapport avec l'organisme qui se les appropric.

Mais l'observation apprend que cette cause prochaine ne peut déterminer l'activité fonctionnelle de la force incorporée ou de la vie, que lorsque le support est pénétré à un degré donné des principes impondérables qui la phénoménisent, savoir : calorique, électricité, etc. Ces principes ne font donc que conférer à l'organisme l'aptitude à l'action, que le mettre en état de fonctionner, mais ils ne *déterminent pas sa fonction*, laquelle réside essentiellement dans la finalité ou dans le but de l'action vitale. Or, par eux-mêmes, les impondérables en question sont uniquement capables de modifier les phénomènes vitaux dans leur intensité, c'est-à-dire, de les exalter lorsqu'ils sont appliqués en excès, ou de les abaisser, dans le cas contraire.

Mais l'idée de *quantité*, ou de plus et de moins *d'intensité*, ou de force et de faiblesse, ne répond pas à l'idée de *but*, c'est-à-dire de spécificité et de nature.

La cause prochaine de la fonction ne doit donc pas se trouver dans une influence qui n'a d'autre pouvoir que de modifier les phénomènes vitaux en plus ou en moins, d'en tendre ou d'en relâcher l'énergie, mais bien dans quelque chose qui fixe et coordonne l'emploi de cette activité, dans quelque chose qui fournisse pour ainsi dire l'aliment du but vital, lequel consiste dans la conservation de l'être organisé. Or, les matériaux que les êtres vivants puisent dans les substances organiques nous offrent seuls ces caractères.

Broussais a donc ici confondu les conditions d'existence de la vie avec ses causes prochaines : et cette confusion renferme en entier le secret de ses erreurs dogmatiques et du vice bien constaté de ses conclusions pratiques.

Que l'on compare maintenant la proposition fondamentale de Broussais avec celle que nous lui avons substituée, et l'on pourra s'assurer, en y réfléchissant, qu'autant l'une est arbitraire et fausse, autant l'autre est rigoureuse et vraie. En effet, dans la nôtre, le rôle spécial des deux ordres d'agents modificateurs se trouve expressément signalé, et mis en rapport avec la double nature de l'être vivant, savoir: l'action stimulante des uns, et la propriété nutritive des autres. Cela ne nous empêche pas néanmoins de reconnaître une influence stimulante dans les aliments eux-mêmes; car, par la raison que ce sont des substances organiques, ils agissent à la fois et comme stimulants et comme matériaux alibiles. Mais ce qu'il importe de remarquer, c'est qu'ici leur action stimulante est chose tout-à-fait secondaire, et ne donne nullement raison de leur propriété nutritive, mais cette propriété existe en vertu d'un certain rapport, d'une affinité spéciale, d'une sorte d'harmonie préétablie entre l'organisme assimilateur d'une part, et la matière assimilable de l'autre. En un mot, si la propriété stimulante de l'aliment peut favoriser sa digestibilité, il faut bien savoir que sa qualité de substance organique, et ayant déjà eu vie, constitue seule sa vertu nutritive.

Nous craignons fort que les considérations précédentes ne paraissent bien ténébreuses aux hommes positifs du jour, ou pour le moins qu'elles ne passent pour des subtilités aux yeux de quelques esprits peu familiarisés avec l'analyse physiologique. Cependant ces distinctions sont d'une telle vérité, et d'une importance telle, que pour ne les avoir ni bien senties ni formellement exprimées, ou plutôt pour les avoir abandonnées (volontairement peut-être), Broussais a inscrit au frontispice de son grand système une erreur qui seule a suffi pour le perdre et causer sa ruine.

En vain l'illustre physiologiste commence par admettre une *force vitale* tout-à-fait distincte de la matière ; en vain il a reconnu que cette force vitale a pour premier instrument, pour instrument immatériel, la *chimie vivante*, à l'aide de laquelle elle crée des instruments matériels destinés à son propre service ; que cette chimie vivante est le phénomène le plus reculé qui frappe nos sens ; que la *sensibilité* et la *contractilité* sont placées immédiatement au-dessous d'elle, et ne sont que des *moyens* destinés à faire arriver la matière nutritive jusqu'à la sphère d'activité des affinités vitales ; bientôt ces vérités de premier ordre sont oubliées et restent complètement stériles. Que fait le systématique ? Au lieu de partir de cette *chimie vivante* qui crée, il part de l'*irritabilité* dont les instruments sont créés par elle; du phénomène le plus reculé il s'abaisse à un phénomène secondaire, du but au moyen, de la force à l'instrument, de l'ouvrier à l'œuvre; en un mot, après avoir su s'élever au sommet de la physiologie, il n'a pas la force de rester à cette hauteur : il descend un échelon, un seul échelon. De ce moment l'horizon de la science se rétrécit, le premier pas est fait dans la voie de l'erreur; alors malheur à Broussais s'il a de la logique, car il lui faudra aller jusqu'au bout, et on peut être certain qu'il ira.

Désormais la vie n'est plus à ses yeux et ne peut plus être qu'un phénomène d'irritabilité : c'est-à-dire une condensation et une expansion alternatives de la fibre animale.

La vie est un mouvement, mais un mouvement sans principe et sans but; c'est une activité vague, incertaine, et pour ainsi dire effrénée : l'aiguille aimantée qui a perdu sa direction vers le pôle, qui oscille au hasard, qui est *folle*, telle est l'image de la vie! Ou mieux encore, voyez ce tronçon de reptile que le froid engourdit, que le calorique réveille et fait tressaillir, que le galvanisme convulse, que l'opium narcotise, que l'ammoniaque irrite, voilà l'animal pour Broussais! Il est impressionné et il se meut. Oui! mais pourquoi est-il impressionnable? pourquoi se meut-il? d'où lui viennent ces facultés et leurs instruments? questions qui sont tout dans le dogme, qui engendrent tout dans la pratique, et dont la réponse se trouve cachée derrière le côté de la physiologie que Broussais a dédaigneusement abandonné, comme des chimères, aux ontologistes et aux vitalistes de l'école hippocratique, sans doute parce qu'elles ne peuvent être résolues que par eux!

Broussais donc, malgré ses instincts franchement matérialistes, procède d'un dynamisme sans base, pour arriver à un dynamisme sans applicaticn; il n'a ni point de départ, ni but; ou plutôt son point de départ est arbitraire, et son but illusoire; sa doctrine, semblable à un cercle, paraît n'avoir ni commencement ni fin, tandis que ceux que pendant vingt ans il n'a cessé de combattre et de railler, placés qu'ils sont au point de vue : 1° d'une cause première créatrice et de la création, 2° de la distinction et de l'antagonisme des forces et des lois de la nature, 3° de l'harmonie universelle, sont les seuls qui peuvent véritablement commencer par le commencement, et finir par la fin.

Mais, entends-je se récrier autour de moi, ces accusations portent à faux : Broussais avait pénétré aussi bien et mieux que vous et que personne le mouvement vital, et compris quel est son principe et quel est son but. Je n'accuse pas l'intelligence de Broussais. Sans doute ce but était dans sa pensée tout aussi bien que ce principe; car cela est une affaire de sens commun, une véritable trivialité; car cela se réduit à dire que pour vivre il faut un aliment, et que la nutrition, c'est la vie.

Mais cette vérité de sens commun n'en est pas moins en dehors de la formule génératrice du système, et pourtant il ne fallait pas avoir honte de l'y énoncer;

car j'affirme qu'elle était nécessaire, et tellement nécessaire, que si Broussais avait été plus explicite dans son premier principe, ou moins conséquent dans les déductions qu'il en a fait sortir, il cessait à l'instant d'être lui-même; le dynamiste systématique devenait un vitaliste de la bonne école, et l'Asclépiade moderne passait à la postérité avec le titre glorieux d'Hippocrate français.

Que si la vie normale se résume dans un acte d'excitation, la vie anormale ne peut pas être un acte d'une autre nature. En effet, pour Broussais la maladie n'est que la sensibilité et la contractilité, soit augmentées, soit diminuées; la pathologie aussi bien que la physiologie a pour base une faculté de second ordre; dans l'homme souffrant, il n'y a qu'irritabilité en plus ou en moins, mais presque toujours en plus; et dès lors la célèbre doctrine méritait d'être appelée la *doctrine de l'irritation*, nom fameux contre lequel réclamait avec humeur le grand systématique, comme s'il eût pressenti que ce nom dût rester attaché à son œuvre pour son éternelle condamnation!

Non, certes, il faut le dire et le répéter bien haut, la vie n'est pas, ne peut pas être un pur phénomène d'excitation, un simple mouvement de la matière; non, la fibre animale ne se meut pas uniquement pour se mouvoir, mais elle est mise en mouvement par un principe et dans un but. Or, ce principe ou stimulus c'est une matière nutritive, un aliment; et ce but, c'est l'assimilation, l'incorporation de cet aliment, ou, en d'autres termes, la transformation d'une matière organique en matière vivante.

Tel est le *but* immédiat de la vie, qui lui-même n'est qu'un *moyen* par rapport à un but définitif plus relevé que reconnaît la philosophie, que consacre la morale.

En résumé, dans la doctrine des facultés primitives, telle qu'elle a été nettement formulée par le docteur Pidoux, la sensibilité et la contractilité ne sont rien autre chose que des *moyens* vis-à-vis d'un but, qui est la *plasticité* (chimie vivante de Broussais); et c'est dans cette faculté primordiale, véritable expression de la vie ou de la force vitale, que la doctrine hippocratique puise son premier principe; et c'est sur cette base inébranlable qu'elle assoit la physiologie et la pathologie.

Cette conclusion est, si l'on veut bien se le rappeler, exactement identique à celle que nous avons obtenue par l'analyse que nous avons faite précédemment de l'organisme tout entier, savoir : que toutes les fonctions spéciales ne sont que des moyens, que des instruments au service de la nutrition, qui est véritablement la fonction par excellence de l'être vivant, et qui forme la fin et le but de toutes les autres. En sorte que Broussais, en prenant l'irritabilité pour base de son système, a commis en matière de physiologie générale, exactement la même faute que celui qui ferait résider essentiellement la physiologie spéciale, non pas dans la nutrition, mais dans telle ou telle fonction secondaire, comme la digestion ou la circulation. Or, en pathologie, c'est malheureusement ce qui est encore arrivé à Broussais et aux médecins de son école, comme nous l'avons assez fait sentir en traitant la question de la fièvre.

Le vice de la première proposition de la doctrine physiologique a échappé et pourra échapper long-temps encore, par la raison que tout le monde est porté instinctivement à la rectifier et à la compléter, et qu'il n'entrera jamais à l'esprit de personne de la prendre rigoureusement à la lettre, et d'en conclure que l'animal puisse vivre à l'aide des seuls stimulants extérieurs, et se nourrir avec du calorique, de l'électricité, de la lumière, etc.

Mais cette rectification si simple, si naturelle en physiologie n'a nullement été faite quand on a abordé la pathologie. Si, d'un commun accord, la nutrition exige pour s'exercer un aliment matériel, une substance assimilable, l'inflammation a été à peu près unanimement regardée comme un excès de stimulation, une augmentation pure et simple de l'*irritabilité*; c'est-à-dire que ce qui était impossible, faux et absurde dans la vie normale, a passé pour une chose naturelle, vraie et incontestable dans la vie anormale. Voilà sans aucun doute l'erreur radicale de la doctrine physiologique; voilà la source qui a empoisonné toute la médecine; voilà ce qui a faussé toute l'étiologie, ce qui a engendré les idées vicieuses de Broussais sur les sympathies morbides, et, comme conséquence, la localisation des fièvres, la génération et la propagation des phlegmasies par la voie du système nerveux, en un mot, la doctrine des fièvres sympathiques et des inflammations symptomatiques telle que nous la voyons régner à peu près généralement.

Et cependant, si l'on veut bien y réfléchir, l'inflammation est exactement à la pathologie ce que la nutrition est à la physiologie.

Pour comprendre et accepter cette grande vérité, deux choses principales, que nous n'osons espérer, seraient nécessaires : il faudrait que chacun fût pénétré comme nous du dogme fondamental de la physiologie : l'unité vitale; et que ce dogme apparût à tous les yeux dans toute sa clarté, sa lumière et sa fécondité; il faudrait ensuite qu'on voulût bien se rappeler le principe de notre classification pyrétologique, et qu'on se persuadât bien que si (dans la vie organique) l'échelle physiologique commence à la digestion stomacale, et se termine à la nutrition interstitielle, qui a pour organe le tissu cellulaire ou la trame primitive; l'échelle pyrétologique commence à la fièvre gastrique, et finit à l'inflammation, qui a également pour siége le tissu cellulaire; c'est-à-dire, en d'autres termes, que les espèces différentes de *fièvres* occupent exactement dans l'ordre pathologique, le même rang que les diverses fonctions *spéciales* dans l'ordre physiologique, de manière que l'inflammation placée au dernier échelon de la pathologie est un fait entièrement parallèle à la nutrition; leur siége est le même, leur cause prochaine seule est différente, et nécessite un but immédiat différent; mais, tout autre que soit le principe ou stimulus, il ne cesse pas d'être une substance matérielle; d'un côté c'est un aliment, de l'autre une matière morbifique.

En résumé, l'inflammation est aussi bien que la nutrition une véritable fonction, c'est-à-dire une série de phénomènes dirigés vers un but déterminé; d'une part l'assimilation d'une substance alimentaire; de l'autre, l'élimination d'une matière morbifique.

Mais l'inflammation est une fonction pathologique *accidentelle;* ce qui ne signifie pas, comme l'ont objecté quelques critiques peu sérieux, qu'il y ait par ce seul fait un organe sur-ajouté dans l'économie, mais cette fonction est accidentelle en ce sens que la fonction normale a un but nouveau, une fin accidentelle, voilà tout.

Bien que nous ayons plutôt indiqué que développé les arguments généraux à l'aide desquels notre auteur est arrivé à la démonstration la plus complète qui se puisse donner dans une science telle que la médecine, nous nous croyons suffisamment autorisé à proclamer la nécessité d'un stimulus matériel pour la production de l'inflammation.

Mais la question de droit une fois jugée, resterait à étudier et à discuter la question de fait, et à prouver expérimentalement la réalité des matières morbifiques, leur mode de génération et de dissémination, c'est-à-dire qu'en ce moment nous avons devant nous l'étiologie tout entière, la partie de la pathologie actuellement la plus inconnue et la plus arriérée, précisément parce qu'elle est la plus importante ; ainsi du moins le pensaient les anciens qui avaient porté sur ce point toute leur attention, et fait sur les causes véritables des maladies de si profondes études aujourd'hui oubliées, ou plutôt ridiculisées comme les rêveries de la médecine humorale. Ce sujet est trop vaste pour que j'ose l'aborder en ce moment; il mérite de faire l'objet d'un travail particulier : qu'il me suffise de marquer ici sa place. Je ferai seulement remarquer que les matières morbifiques proviennent de deux sources distinctes : les unes arrivent du dehors, les autres sont engendrées au sein même de l'organisme. Celles qui viennent du dehors sont en général faciles à saisir, et ne sont guère contestées par personne; ainsi les corps vulnérants, les agents physiques et chimiques, les liquides irritants, putrides ou autres, soit injectés directement dans les vaisseaux, soit introduits accidentellement dans les premières ou les secondes voies, les différents venins ou virus inoculés ou absorbés, enfin toutes les matières hétérogènes si nombreuses, qui, mises en contact avec les différentes surfaces de rapport, peuvent pénétrer dans l'intérieur de nos organes, se mêler à nos humeurs et les altérer.

Viennent ensuite les matières indigènes, ou engendrées dans le sein même de l'organisme : tels sont les divers produits de sécrétion soit normale, soit anormale, les humeurs excrémentitielles retenues ou résorbées, les liquides provenant des différentes voies dépuratives qui ont été accidentellement fermées, soit d'une manière brusque et instantanée, soit d'une manière lente et graduelle. Enfin se présente la grande et difficile question des *diathèses* et des *cachexies*, ou altérations lentes et obscures dans la mixtion de nos humeurs, qui ont leur source dans l'hérédité, ou qui sont amenées par degrés presque insensibles, soit par un régime particulier, soit par l'influence encore mal connue ou mal appréciée des nombreux matériaux de l'hygiène. Certainement cette dernière partie de l'étiologie est encore fort peu avancée : les anciens nous ont mis sur la voie, mais voilà tout. Ici des recherches nouvelles nous paraissent très-nécessaires, et nous sommes bien persuadés que les travaux chimiques et micrographiques qui préoccupent en ce moment grand nombre d'observateurs, devront trouver ici leur place. Mais pour être vraiment utiles, et pour porter tous leurs fruits, il importe que ces travaux soient éclairés et dirigés par de saines notions de pathologie générale, et non pas exécutés au hasard et dans un but de pure curiosité.

Maintenant supposez l'organisme dans les différentes conditions de vitalité où il peut se trouver, et voyez-le en contact, soit naturellement, soit artificiellement, avec ces nombreuses matières morbifiques, et l'observation aussi bien que l'expérimentation va reproduire ou faire passer successivement sous vos yeux toute la série des fièvres et des inflammations que peut nous présenter le cadre nosologique, depuis la fièvre traumatique jusqu'aux fièvres exanthématiques, et toutes les phlegmasies de cause interne, depuis la pneumonie jusqu'à l'inflammation rhumatismale et goutteuse. Toujours alors, en ayant les yeux fixés sur la cause prochaine ou matérielle, il vous sera possible de vous expliquer la nature de la maladie, ici franche, là spécifique : dans toutes, depuis la pneumonie traumatique jusqu'à la variole et à la goutte, la théorie sera aussi facile à concevoir; car, dans toutes, le mécanisme qui les produit et les engendre est absolument le même, les lois exactement identiques. Mais vous comprendrez que les phénomènes devront être très-variables, suivant le caractère propre et la nature spéciale de chacune des causes morbides qui seront aux prises avec les lois vitales.

Les esprits exercés à tirer d'un principe toutes les conséquences qu'il renferme pourront peut-être maintenant, sinon approuver, au moins comprendre l'assertion émise au commencement de cette discussion, savoir: que la ruine de la première proposition formulée par Broussais doit nécessairement entraîner le reste du système. Mais ceux qui ne se sentiraient pas la force ou la volonté de faire ce travail de déduction qui, assurément, ne manque pas de difficultés, pourront recourir avec avantage au livre de M. Pidoux, qui leur donnera à ce sujet des développements capables de satisfaire les plus exigeants et les plus difficiles.

Les médecins peu nombreux aujourd'hui, qui, réfractaires à la prétendue réforme pyrétologique, croient encore aux fièvres essentielles, puiseront là bon nombre d'arguments nouveaux pour légitimer et fortifier leur croyance. Les preuves ne leur manqueront pas quand il s'agira de démontrer combien il est anti-physiologique de faire voyager l'irritation par la voie des sympathies, c'est-à-dire le long des cordons nerveux; que l'irritation est inamovible comme les organes dans lesquels elle réside, que les stimulus producteurs de l'irritation sont seuls susceptibles d'être déplacés, que ces stimulus sont toujours nécessairement matériels et ne peuvent être transportés d'un organe à un autre que par la voie de la circulation; que l'inflammation, aussi bien que la nutrition, exige toujours pour se développer, la présence immédiate d'un *stimulus matériel*, d'une matière morbifique, quelle qu'elle soit; qu'en conséquence :

L'irritation ou l'inflammation est toujours idiopathique ou essentielle, et jamais sympathique.

Il pourrait même arriver que quelques-uns de ceux à qui le dogme de l'essentialité des fièvres répugne, en vinssent, par suite d'un peu de réflexion, à concevoir quelques doutes, et à s'avouer tacitement que jusqu'alors ils n'avaient pas parfaitement compris ce qu'est en réalité cette essentialité tant proscrite, et peut-être même à reconnaître de bonne foi qu'ils ont été, en compagnie de bien d'autres, les jouets de la plus étonnante déception qui se soit vue en médecine.

Enfin, après avoir suivi cette longue argumentation, plus d'un lecteur rendra cette justice à M. Pidoux, qu'en discutant contre Broussais, il a su le combattre comme le méritait un pareil adversaire, c'est-à-dire avec force, dignité, indépendance ; et l'on pourra remarquer surtout qu'au lieu de le chicaner sur quelques points de détails, de relever quelques erreurs sans importance ou faciles à corriger, notre critique a demandé compte au système de son principe générateur ; en un mot, qu'il ne s'est pas amusé, comme tant d'autres, à jeter des pierres dans les girouettes, mais qu'il a attaqué l'édifice par les fondements. L'entreprise était hardie et difficile, nous laisserons à d'autres le soin de prononcer quel en a été le succès.

---

§ III. AFFECTIONS SPONTANÉES.

A ceux que ce titre pourrait choquer, nous donnerons tout d'abord une petite explication. Une maladie *spontanée* n'est pas le moins du monde une maladie sans cause, et je ne sache pas que personne ait jamais prétendu une pareille absurdité. Le mot *spontané* est un mot consacré par l'usage dans toutes les sciences; et ici, au lieu du non-sens qu'on lui prête gratuitement, il renferme à nos yeux une haute question de philosophie médicale, c'est-à-dire la question de la *spontanéité vitale.*

Cependant il nous importe d'avertir ici que ce mot n'a pas pour tous la même signification : ainsi quelques médecins d'aujourd'hui entendent par maladie spontanée toute maladie de cause interne, par opposition à la maladie de cause externe ou traumatique. Il y a certainement là une question intéressante d'étiologie et de pathogénie à étudier ; mais sous cette formule elle a le tort de laisser beaucoup de place à l'arbitraire. Pour nous ce mot va recevoir une acception plus précise, et un sens plus limité que nous croyons plus juste.

La théorie des affections spontanées est un sujet à peu près neuf en pathologie. M. Pidoux est, à notre connaissance, un des premiers qui aient osé poser le pied sur ce terrain glissant : aussi ce n'est pas une précaution inutile que de prévenir nos lecteurs que la notion générale de ces maladies est chose très difficile à rendre lucide et à transmettre, et plus difficile encore à faire accepter.

Cependant la physiologie va encore venir ici à notre aide. Si déjà elle nous a donné la racine des maladies synergiques, essentielles ou avec matière, il faut encore que nous trouvions dans son étude la clef des maladies *spontanées* ou non synergiques, nerveuses ou sans matière. Pour nous faire mieux comprendre, nous allons choisir un exemple dans une fonction physiologique, et si l'on veut dans la chymification.

Il faut se rappeler que la vie est représentée par trois facultés élémentaires : sensibilité, contractilité, plasticité. Or, supposons l'estomac recevant son stimulus normal, l'aliment, et jouissant de toute son aptitude pour sa fonction propre. A l'aide de ces deux facultés inhérentes à tout tissu ou à tout organe vivant, l'estomac s'applique en quelque sorte sur la matière nutritive, la travaille et la convertit en une pâte chymeuse, qui bientôt va être soumise dans l'intestin grêle à une nouvelle élaboration, puis à l'absorption pour être distribuée à tous les parenchymes : voilà un acte de plasticité, voilà une *synergie physiologique*.

Mais, bien avant qu'il y ait encore la moindre parcelle de chyle formée et absorbée, l'observation démontre, et personne de nous ne l'ignore, que l'organisme tout entier a déjà éprouvé un vif sentiment de bien-être et de refocillation.

C'est qu'ici, au moyen de l'unité de la force vitale, qui associe toutes les parties à l'ensemble, et l'ensemble à toutes les parties, il s'est opéré, de l'estomac sur tout le système nerveux, et par son moyen sur toute l'économie, des manifestations soit simultanées, soit isolées de la sensibilité, de la contractilité et de la caloricité. Mais qu'on y prenne garde : jusqu'ici, faute de stimulus matériel ou de chyle, il n'y a pas encore acte de plasticité dans les parenchymes, ou d'assimilation interstitielle : voilà des actes de consensus ou de *sympathie physiologique*.

Mais que l'estomac, au contraire, vienne à être privé pendant un certain temps de son stimulus normal, personne de nous n'ignore les phénomènes divers, les sensations nombreuses qui sont le résultat de cette privation, mais tous phénomènes, toutes sensations qui se réduisent encore, en dernière analyse, à des troubles de la sensibilité, de la contractilité, de la caloricité. Eh bien ! la faim, c'est-à-dire l'appétence de l'aliment, nous représente, par ces manifestations diverses, un acte de *spontanéité vitale physiologique*.

D'après l'exemple que nous avons choisi dans la fonction digestive, et tous ceux que nous pourrions choisir dans les diverses autres fonctions, en physiologie, les actes de spontanéité révèlent un besoin à satisfaire et semblent appeler le stimulus normal pour être soumis à la force assimilatrice.

Est-ce à dire que dans la spontanéité morbide l'organisme devra révéler le besoin de stimulus anormaux placés en dehors de lui ? Non , certes, cela serait absurde.

Cependant ces stimulus anormaux existent, mais c'est au sein même de l'organisme ; ils existent, mais dans un tel état d'atténuation, et pour ainsi dire en quantité si infinitésimale, que dans cette circonstance ils agissent, non par leurs qualités matérielles, mais à la manière des agents dits impondérables, et qu'en conséquence ils ne peuvent affecter l'organisme que dynamiquement, c'est-à-dire dans ses actes de sensibilité, de contractilité et de caloricité, mais non de plasticité. Prenons un exemple :

Un individu a été soumis à l'inoculation variolique; après quelques jours vous voyez l'atome de virus inoculé traduire sa présence par tous les symptômes connus de la période dite d'*incubation :* ainsi le malaise, la céphalalgie, les douleurs erratiques, l'inappétence, l'insomnie, les vertiges, les bourdonnements d'oreilles, etc., c'est-à-dire par des troubles nombreux de la sensibilité et de la contractilité : voilà des phénomènes de *spontanéité morbide.*

Mais, après trois ou quatre jours de durée, quand le virus varioleux semble s'être multiplié à la manière d'un levain, et, par une sorte de fermentation pathologique, avoir infecté toute la masse du sang et des humeurs; quand il semble, en un mot, que la matière morbifique de *latente* qu'elle était dans le principe, est devenue bien réelle et matérielle, ou plutôt susceptible d'agir par ses qualités matérielles et irritantes, dès lors un grand frisson apparaît, la fièvre se déclare, les phénomènes purement spontanés ou nerveux cessent en tout ou en partie, et la fonction pathologique commence. De spontanée qu'elle était primitivement, l'affection est devenue synergique ou essentielle, et chacun sait comment marche et comment se termine la fièvre varioleuse.

Cette période d'incubation ou de *spontanéité* morbide est très-marquée dans la plupart des maladies virulentes, exanthématiques, spécifiques : tout le monde la reconnaît, tout le monde en a constaté les phénomènes si caractéristiques ; mais personne cependant, au moins que je sache, n'avait encore essayé de chercher sa théorie, c'est-à-dire de déterminer le mode étiologique, la loi et la signification des divers phénomènes qui constituent cette période.

C'est encore un fait d'observation bien connu que des phénomènes précurseurs analogues existent bien souvent au début de la plupart des *phlegmasies aiguës* de cause interne et dans ce groupe de maladies qui a reçu le nom de fièvres essentielles; mais ici cette période d'incubation est ordinairement assez courte, souvent de quelques heures ; quelquefois cependant sa durée est de plusieurs jours, surtout dans certaines fièvres typhoïdes.

Mais c'est dans les maladies chroniques que nous pouvons surtout observer la spontanéité morbide. En effet, ici la période d'opportunité est très-longue; elle dure souvent des années entières; souvent elle est coupée par des intervalles de santé plus ou moins parfaite. Mais, il faut le dire, la longueur même de cette période, qui semblait devoir donner le temps de la suivre et de la bien étudier, est précisément la cause qui l'a fait méconnaître de la plupart des pathologistes; ce résultat est d'ailleurs moins étonnant, si l'on réfléchit que la mort arrive assez souvent au milieu même de cette période d'opportunité, c'est-à-dire quand le patient ne faisait encore qu'éprouver des phénomènes dits nerveux, et avant l'apparition d'aucune lésion organique, etc.

Ainsi donc, quand nous disons que des phénomènes pathologiques sont *spontanés*, nous ne voulons pas dire qu'ils existent sans cause, pas plus que les phénomènes physiologiques fournis par un estomac affamé ne sont pour nous des phénomènes sans cause; mais ils sont dits spontanés parce que de part et d'autre ce sont des expressions instinctives par lesquelles la spontanéité vitale manifeste ici un besoin physiologique, là un besoin pathologique, ou si l'on craint de se prononcer catégoriquement, nous dirons une *influence* anormale quelconque.

En physiologie ces manifestations vitales spontanées

s'appellent des *appétits;* en pathologie, des *opportunités*, lorsqu'elles forment le prélude des maladies aiguës, et des *affections* lorsqu'elles précèdent les maladies chroniques ou qu'elles les constituent.

Il n'y a de différence entre les phénomènes de l'opportunité des maladies aiguës et ceux qui précèdent les maladies chroniques que dans la durée très-courte dans les premières, très-longue dans les secondes. Le rapport paraît moins évident dans le second cas, à cause de la longueur même de l'intervalle qui sépare les deux périodes; mais un esprit attentif et exercé à saisir les rapprochements dans les faits pathologiques, ne pourra pas méconnaître la réalité de ces rapports et de ces affinités, et surtout leur importance pratique.

Ainsi, combien de phénomènes pathologiques qui, pour la plupart des médecins, sont tout-à-fait sans cause, sans signification aucune, et qui, étudiés du point de vue de la spontanéité morbide, sont susceptibles d'une interprétation rationnelle, qui a l'avantage de conduire le médecin à une prophylaxie et à une thérapeutique!

Voyez les gastralgies, les palpitations nerveuses, la dyspepsie, l'asthme spasmodique, les mille et une formes de l'hypochondrie, etc.; en un mot, la nombreuse famille de ces névroses, de ces névralgies qui viennent sans cause extérieure appréciable, disparaissent de même, se transforment les unes dans les autres; combien de fois n'aboutissent-elles pas soit à une lésion organique incurable, soit à une dermatose quelconque, à quelque hémorrhagie, à un flux quelconque, etc.; en un mot, à une maladie chronique plus ou moins grave, mais presque toujours réfractaire, et qui ne peut être guérie ou supprimée sans grand danger pour la vie! Voilà de ces observations que la pratique des anciens avait consacrées, que la médecine superficielle de notre époque a presque entièrement oubliées, mais que tout observateur attentif et dégagé de préjugés retrouvera journellement dans sa pratique, et cela au profit de la science et au grand avantage de ses malades. Qu'on veuille bien étudier la migraine de ce point de vue, et l'on s'assurera combien cette affection si tenace, si rebelle à tout traitement, est souvent le signe avant-coureur d'une maladie grave, comme d'un cancer de l'utérus, des mamelles, de l'estomac, survenant vers l'âge critique.

Ce sujet, tel que nous venons de le présenter, n'est à nos propres yeux qu'une très-grossière ébauche, et nous avons presque regret de n'y avoir touché que pour en montrer le côté le moins avancé, le moins satisfaisant pour nous-même, c'est-à-dire le côté théorique et spéculatif. Certainement la science a encore ici beaucoup à faire. Cependant nous nous adressons avec confiance aux véritables médecins, et nous osons les prier de ne pas repousser dédaigneusement cette question de haute théorie médicale, parce que derrière elle se trouve à coup sûr une des questions les plus intéressantes de la thérapeutique et de la clinique.

CHAPITRE QUATRIÈME.

Thérapeutique générale.

En entreprenant ce travail, notre intention était de le terminer par une exposition des principes les plus généraux de la thérapeutique, qui devaient découler, comme conséquences naturelles, des principes de physiologie et de pathologie précédemment établis. Mais, entraîné par notre sujet plus loin que nous le pensions nous-même, nous n'avons plus l'espace nécessaire pour remplir convenablement cette dernière partie de notre tâche; et plutôt que de présenter ici quelques considérations tronquées et insuffisantes, nous préférons prendre un ajournement.

Quoi qu'il en soit, nous prions nos lecteurs de ne pas se méprendre sur nos véritables sentiments, et de ne pas attribuer cette lacune à une indifférence pour la thérapeutique, qui est bien loin de notre pensée. En effet, personne plus que nous ne gémit du discrédit où est tombée de nos jours cette branche vraiment capitale de la médecine, et nous sommes de ceux qui protestent de toutes leurs forces contre la malheureuse tendance qui porte la plupart des médecins de l'école régnante à étudier la médecine, plutôt comme un objet d'histoire naturelle que comme une science d'application. Après tout, la médecine n'a pas pour but de connaître et de classer les maladies, comme le disait le nosographe Pinel, mais son but véritable est de les traiter et de les guérir. La nosographie a absorbé notre époque, et cependant en définitive, qu'est-elle pour la médecine pratique?—ce qu'est la botanique pour l'agriculture, et rien de plus. Pour nous donc la véritable médecine est dans la thérapeutique, car c'est là le but, tout le reste n'est qu'un moyen pour y arriver.

Cependant, si nous ne pouvons développer nos conclusions pratiques, il nous sera permis de présenter ici quelques considérations générales sur deux chefs principaux de la doctrine hippocratique qui dominent toute la thérapeutique, savoir : sur ce qu'on doit entendre par *expectation* et par *nature médicatrice* dans les maladies.

Contrairement à un préjugé à peu près général, l'expectation hippocratique ne signifie nullement l'inaction. Sans doute l'expectation du fondateur de la médecine n'avait pas toute l'activité possible, mais pouvait-il et devait-il en être autrement ? A cette époque reculée qui nous représente le berceau de la science, la première chose à faire sans contredit était d'étudier la marche naturelle des maladies, de suivre ces opérations dans toutes leurs phases, de reconnaître toutes les circonstances qui peuvent les modifier dans leur cours, en un mot, d'observer attentivement l'ordre de succession des phénomènes, pour arriver à saisir leur loi de génération, afin de pouvoir intervenir ensuite, non d'une manière empirique et aveugle, mais d'une manière vraiment scientifique et rationnelle. Aujourd'hui que cet ordre de succession nous est mieux connu, et que, dans un grand nombre de cas, nous sommes parvenus à connaître la loi génératrice des phénomènes morbides, notre expectation peut être et doit être plus active qu'au temps du Père de la médecine, sans qu'au fond cependant elle cesse d'être la méthode hippocratique, par la raison qu'elle n'a pas cessé d'être éclairée par cette haute pensée philosophique, qui a sa formule la plus générale dans la *nature médicatrice*.

Mais qu'est-ce que la nature médicatrice ? quel sens précis faut-il donner à ces mots si souvent répétés, et, nous osons le dire, si souvent profanés ? Nous allons exprimer franchement notre pensée à ce sujet.

La force vitale inhérente aux êtres organisés doit être considérée dans l'état de santé et dans l'état de maladie. Or, nous l'avons dit bien des fois, elle a pour but, en santé, l'assimilation des substances nutritives, et dans la maladie, l'élimination des matières nuisibles, et quand il y a lieu, la réparation des tissus ou organes lésés; et le résultat de cette double action, c'est la conservation de l'organisme vivant. Ainsi donc il n'y a pas une bonne nature pour l'homme bien portant, et une autre bonne nature pour l'homme malade; c'est la même force dans les deux cas, une force qui change de nom, il est vrai, mais qui ne change pas de but; le moyen dont elle se sert pour y arriver est seul différent, par la raison qu'elle agit dans des circonstances différentes. Si l'assimilation des substances nutritives est réalisée, la force vitale est dite *conservatrice*; si l'élimination des matières morbides est possible et se trouve effectuée, la force est dite *médicatrice*, voilà tout.

La nature médicatrice, et la maladie considérée comme fonction, sont donc deux choses corrélatives au point de vue hippocratique; et ceux qui se révoltent contre l'idée de fonctionnalité attribuée à la maladie, ou comprennent mal la pensée des médecins hippocratistes, ou ne savent pas se servir de la physiologie pour éclairer la pathologie.

Nous définissons la fonction en général un acte ou une série d'actes tendant à une fin déterminée. Or si la vie, en passant de l'état de santé à l'état de maladie, nous offre évidemment des actes ayant ce caractère, pourquoi se refuser à appeler ces actes morbides des fonctions? C'est vouloir jeter un abîme entre la pathologie et la physiologie, qui ne sont réellement séparées que par la différence des stimulus ou causes prochaines. Mais la nature de ces causes amène ici une particularité remarquable, c'est que si nous connaissons à peu près autant de maladies aiguës que de maladies chroniques, nous observons au contraire que la plupart des fonctions physiologiques ont une marche rapide, et pour ainsi dire aiguë, et s'accomplissent ou en quelques minutes ou en quelques heures, quelquefois néanmoins en plusieurs jours.

Cependant il est une fonction qui a une chronicité bien notable, c'est la grossesse; et il va nous être possible de puiser dans son étude, et dans son rapprochement avec certaines maladies, d'utiles enseignements pour la question qui nous occupe. La durée de cette fonction nous présente une fixité remarquable, mais variable suivant les espèces. Or, il est facile de trouver dans la grossesse chacune des grandes périodes qui caractérisent toute fonction soit normale soit pathologique. Ainsi la période d'invasion est évidemment représentée par le moment de la conception; puis vient la période d'accroissement, où le produit renfermé dans la matrice est soumis à une sorte d'élaboration; à sept mois révolus où l'enfant est viable, commence la période de maturation; mais ce n'est qu'à neuf mois que le fruit est arrivé à sa pleine maturité, et qu'apparaît la dernière période ou l'expulsion du produit de la conception, sorte de crise physiologique qui a reçu le nom de *parturition*. Comme celle-ci est elle-même constituée par une série d'actes particuliers, elle peut être également envisagée comme une fonction spéciale qui a ses phases caractéristiques, depuis la période d'opportunité et d'invasion, jusqu'à la crise définitive ou la sortie du fœtus.

Eh bien ! raisonnons maintenant sur cet exemple qui doit par sa nature frapper tous les esprits. La parturition, malgré les violentes douleurs qui l'accompagnent, constitue évidemment une fonction normale et physiologique ; bien plus, ces douleurs elles-mêmes ou plutôt les contractions de la matrice, dont elles sont un effet et un signe, constituent le moyen le plus indispensable employé par la nature pour arriver à son but, savoir : l'expulsion de l'enfant.

Or, je soutiens maintenant que toute maladie synergique (fièvre ou inflammation) peut à aussi bon droit être appelée une fonction. Au point de vue de la physiologie et de la pathologie générales, la différence capitale qui existe entre la grossesse et une fièvre exanthématique d'une part, entre la parturition et une phlegmasie locale de l'autre, consiste essentiellement dans la diversité de la cause prochaine de ces actes si distincts, c'est-à-dire dans le principe matériel spécial qui doit être d'abord élaboré, puis éliminé; là un ovule fécondé, ici une matière morbifique quelconque; d'où la différence si remarquable dans les phénomènes, dans la marche, la durée, etc., qui caractérisent chacune de ces opérations synergiques. Cependant, dans l'un comme dans l'autre cas, un esprit attentif ne pourra méconnaître un effort conservateur ou médicateur, au moins quant au but où tend essentiellement la nature.

Mais ici vient une objection. Comment oser trouver une fonction dans une fièvre exanthématique ou dans une phlegmasie locale qui, en définitive, peut emporter et emporte souvent le malade, là par l'intensité de la réaction fébrile, ici par la suppuration, la gangrène?—Voici la réponse. Cesserez-vous d'appeler la grossesse une fonction parce qu'elle amène avec elle tant de troubles dans la santé et qu'elle s'accompagne de tant d'accidents divers? Cesserez-vous d'appeler l'accouchement une fonction parce que, dans les efforts violents qu'il nécessite, on voit quelquefois s'opérer une rupture de la matrice, qui vient mettre obstacle à la sortie naturelle du produit de la conception, et qui peut occasionner à la fois la mort de la mère et de l'enfant? Non certainement. Vous regarderez tous les accidents de la grossesse, spasmes, convulsions, hémorrhagies, etc., comme liés à la fonction elle-même ; bien plus cette rupture de matrice vous attestera d'une manière certaine que l'organe travaillait à l'expulsion du fœtus, à l'accomplissement de sa fonction dernière. D'un autre côté, ces différents faits nous apprennent une chose dont il est important de se bien pénétrer; c'est que ni dans la grossesse, ni dans l'accouchement, où le but est si évident, pas plus que dans telle fièvre et telle inflammation où le but est le plus généralement méconnu, la nature n'agit à la manière d'une force intelligente qui saurait proportionner ses efforts et les diriger suivant les degrés de résistance, de force ou de faiblesse des instruments par lesquels elle opère. Mais la nature suit des lois constantes et invariables; et malheur à l'organe ou à l'organisme, si l'un ou l'autre se trouve actuellement dans de mauvaises conditions : car, dans l'accomplissement même de la fonction, il pourra survenir bien des accidents, la mort même, sans que la nature puisse être accusée, car elle n'est ni prévoyante ni libre, et par conséquent elle n'est pas responsable.

En pathologie, aussi bien qu'en physiologie, c'est le but déterminé à l'avance d'une manière générale qui constitue essentiellement la fonction : le résultat heureux ou malheureux, observé dans les cas particuliers, n'y peut rien changer. Quand un principe morbide quelconque a été introduit dans l'organisme et vient par sa présence compromettre la santé ou la vie, des lois vitales existent, en vertu desquelles toute matière étrangère doit être, à la suite d'une élaboration particulière, soit neutralisée, soit éliminée : la conservation de l'organisme est à ce prix. Mais, dira-t-on, ne vaudrait-il pas mieux que la nature s'abstînt de ces efforts de réaction, puisque souvent le remède peut être plus dangereux que le mal? A merveille! mais la nature dans l'accomplissement des lois auxquelles elle est soumise ne prévoit ni le bien ni le mal, c'est notre esprit seul qui lui prête des intentions que nous jugeons bonnes ou mauvaises d'après le résultat obtenu.

Chez la femme mal conformée, la conception a lieu : voilà la cause d'un mal pour le présent, d'un danger pour l'avenir. Cependant, quand arrivera le terme de la grossesse, il faudra bien que la fonction dernière s'exécute, car la nature n'a ici qu'un seul rôle à remplir, l'élimination du produit de la conception ; aussi bien avant la fécondation elle n'avait pas plus à prévenir les incommodités de la grossesse, qu'avant la parturition elle n'a à prévoir l'opération césarienne.

Dans la doctrine de Stahl, les objections tirées de ces exemples funestes et de bien d'autres encore étaient certainement embarrassantes, ou pour mieux dire, elles renversaient de fond en comble le système de l'*animisme*.

Quant à nous, qui ne reconnaissons à la force vitale ni intention, ni intelligence, ni prévoyance, mais qui, à l'exemple des purs hippocratistes, savons ne voir en elle qu'un *ensemble de lois* allant nécessairement au but que le législateur suprême leur a assigné, peu nous importent tous ces accidents et tous ces mécomptes, le naturisme les prévoit, les accepte et n'en est nullement ébranlé.

En résumé, au point de vue de la pathologie générale, et la cause morbide matérielle étant supposée en contact avec l'organisme, la maladie consiste dans une réaction dans cette cause; c'est donc un effort conservateur quant au but où il tend. Mais ce but est souvent manqué par suite d'accidents divers qui sont le résultat même des moyens qui ont dû être employés pour arriver à ce but, soit que ces accidents tiennent à la trop grande quantité ou à l'action trop délétère du principe morbide qui devait être éliminé, soit qu'ils tiennent à l'état peu favorable de certains organes, à un mode vicieux de la vitalité, à une diathèse spéciale de tout l'organisme, etc. Car, je le répète, la nature ne tend qu'à une seule chose : à l'élimination ou à la neutralisation de la cause morbide; et comme elle va droit à son but autant qu'il est en elle, s'il se présente des obstacles ou des parties faibles sur sa route, il arrive souvent qu'elle les brise. S'il en était autrement, la guérison serait constante, nécessaire, la mort accidentelle serait impossible, et la thérapeutique n'existerait pas, ou serait superflue.

D'après ces idées, il est facile de conclure quelle immense différence doit entraîner dans la pratique la doctrine de Stahl sur la nature médicatrice et celle de la véritable école hippocratique.

Là, ce sera une thérapeutique à peu près nulle, qui s'en remettra avec une aveugle confiance aux bons soins de cette providence intérieure qui malheureusement se trouvera trop souvent en défaut.

Ici, au contraire, une intervention plus active de l'art, mais qui, bien différente pourtant de la méthode des médecins *jugulateurs*, saura ne pas vouloir tout faire, et n'oubliera pas que son action doit toujours être subordonnée à l'étude des lois vitales en santé et en maladie, à la connaissance des causes morbides et des conditions particulières où peut se trouver actuellement l'organisme, et enfin à la prévision plus ou moins probable des résultats favorables ou contraires que peut amener la fonction morbide. En d'autres termes, la véritable médecine n'est pas plus une méditation sur la mort qu'un duel à outrance contre la maladie; entre l'activité brutale de l'empirique ou du systématique, et la molle inaction de l'optimiste ou la froide résignation du fataliste, il y a une belle et honorable place pour l'expectation sage et intelligente du véritable observateur, qui tour à tour sait attendre et agir, et qui sait pourquoi il attend et pourquoi il agit.

Après ces explications, peut-être nous sera-t-il permis d'espérer qu'on ne se méprendra plus sur notre pensée au sujet de la nature médicatrice. Nous avons eu à cœur de poser nettement la question, en attendant que le moment soit venu de la traiter comme il convient. En nous plaçant sur ce terrain, sera-ce de notre part illusion ou témérité de penser que le dogme fondamental de la médecine hippocratique pourra être compris et accepté de tout esprit qui n'aura pas perdu dans les doctrines du jour toute trace des bonnes traditions médicales ?

Au temps où nous sommes, le titre d'hippocratiste n'est, certes, pas une excellente recommandation dans notre école de Paris; oser s'en revêtir, c'est vouloir attirer sur sa tête les terribles accusations d'hommes *rétrogrades*, de *barbares*, et autres aménités à l'usage des soi-disant représentants du progrès et de la civilisation moderne; et cependant nous avouons, sans gêne ni embarras, que nous appartenons à l'école hippocratique. Mais aussi il faut bien nous entendre, ou plutôt nous avons droit d'espérer qu'on nous aura déjà compris. A Dieu ne plaise que nous soyons au nombre de ces hippocratistes béats, sans cesse agenouillés devant tout texte émané du Père de la médecine, servilement attachés à la lettre, et méconnaissant l'esprit de la doctrine ; de ces hippocratistes immobiles et improgressifs qui croiront avoir fait œuvre bien méritoire, quand ils auront répété à satiété tel ou tel vieil aphorisme, et qui en resteront éternellement à cette impassible contemplation !

« *Ars longa, vita brevis !...* » Voilà une sentence qui ne vieillira jamais.

Oui, la vie est courte et l'art immense ! voilà précisément pourquoi Hippocrate lui-même, avec tout son génie, n'a pu ni tout voir ni tout dire, et qu'il a laissé à ses successeurs une riche moisson à récolter. Mais si Hippocrate n'a pas tout vu, il a, comme l'a dit avec tant de vérité un grand médecin, il a appris à tout bien voir. C'est parce que nous savons tout cela que nous acceptons et recueillons de grand cœur tout ce qui vient d'autre part, tout ce qui peut avancer l'art et enrichir la science. Et pourquoi répudierions-nous aucune des acquisitions de la science moderne ? L'hippocratisme n'est pas un système étroit, comme on en a tant vu régner et périr, mais c'est la doctrine la plus large qui se puisse imaginer, puisqu'elle embrasse à la fois les trois éléments fondamentaux de la constitution humaine; dès lors il lui est impossible d'être exclusive sans inconséquence et sans mentir à sa nature. Aussi rien ne la gêne, rien ne l'embarrasse, tout lui vient à profit. Son sein est ouvert à toutes les sciences, à toutes les acquisitions, à tous les progrès.

C'est ainsi que nous utilisons les beaux travaux d'embryogénie, d'anatomie comparée et même de géogénie, trois sciences de création moderne, pour éclairer l'anatomie générale et la haute physiologie nous n'oublions pas les découvertes de la chimie, de la physique et de la mécanique quand il s'agit d'étudier dans l'organisme humain les instruments matériels et les stimulus, ou les causes qui font entrer ces instruments en action, c'est-à-dire l'anatomie, la physiologie expérimentale, l'hygiène, etc.

Nous savons aussi tirer grand parti de l'anatomie pathologique pour apprécier les effets ou les modifications organiques produits par les maladies, effets si nombreux et si variés, qui peuvent devenir causes à leur tour, et qui à ce titre ont une immense importance.

Nous ne repoussons pas non plus absolument la statistique, car il y a en médecine bien des questions de nombre et de quantité qu'elle est appelée à résoudre. Quand l'observation a assemblé des matériaux, il peut être bon d'en faire le recensement ou l'inventaire, c'est là le rôle du numérisme : que s'il a de plus hautes prétentions, il est impuissant et devient dangereux. Alors nous protestons de toutes nos forces contre son esprit d'envahissement, et pour lui donner toute sa valeur nous le remettons à sa véritable place, c'est-à-dire sur le seuil de la science, mais sans jamais lui permettre l'entrée du sanctuaire.

En résumé, pour nous la science médicale est représentée par une pyramide dont la base est formée par la médecine hippocratique, et le sommet par la science moderne. Voilà précisément tout notre crime. Que si nous consentions à retourner la pyramide, nous serions bien vite proclamés hommes du progrès; mais un encens si banal n'a rien qui doive nous flatter, et d'ailleurs on ne transige pas avec les lois de l'équilibre...

Ici se termine ma tâche. Mais, en finissant, il m'importe beaucoup de rappeler que mon but n'a pas été de présenter une analyse critique et complète du travail de M. Pidoux. Si tel avait été mon but, plus d'une fois l'on m'aurait vu sévère à son égard, et relevant des erreurs et des défauts qui ne m'ont pas plus échappé qu'à qui que ce soit, erreurs et défauts d'ailleurs franchement avoués et reconnus de l'auteur lui-même, qui tout le premier désire qu'on veuille ne considérer son œuvre que comme un premier essai, une incomplète ébauche. Mais mon unique intention était de donner une exposition sommaire des principes les plus généraux du vitalisme hippocratique, non pas seulement tels qu'on les trouve dans les écrits de la collection hippocratique, mais tels qu'ils ont pu être épurés, développés et étendus par les légitimes successeurs du fondateur de la médecine.

Alors j'ai cru devoir m'adresser surtout au dernier venu dans cette grande famille, qui m'a paru non-seulement avoir conservé le précieux héritage, mais l'avoir lui-même beaucoup augmenté et enrichi. Quant à moi, je ne croirai avoir perdu ni mon temps ni ma peine, si j'ai pu appeler seulement l'attention de quelques esprits sérieux sur une doctrine médicale vieille comme la médecine, éternelle comme elle, sur une doctrine à qui il ne manque, pour reconquérir son empire, que d'être présentée avec toute l'unité, toute la force et tout l'appareil scientifique dont elle est susceptible. Ceci n'est qu'une esquisse bien imparfaite prise sur un modèle imparfait lui-même. J'ai montré en gros le plan de l'édifice et indiqué les pierres principales qui doivent servir à en former les quatre côtés, voilà tout : plus tard viendra le temps de faire mieux et davantage.

Du reste, notre auteur n'ignore pas, qu'on veuille bien nous croire, quelle rude tâche il a embrassée, du jour où il a voué sa vie entière à cette grande restauration médicale. Si hardi que l'on soit, on ne s'engage pas légèrement et de gaieté de cœur dans une lutte contre toute une époque. Cependant, s'il s'est senti assez de foi et de courage pour entreprendre cette œuvre difficile, j'ose assurer qu'il est homme d'assez de talent et de persévérance pour la préparer, sinon pour l'accomplir.

Que si, maintenant, dans mes jugements on voulait découvrir des préventions trop favorables, il est une cause, une seule cause d'influence que je pourrais avouer, c'est un sentiment de véritable gratitude. En effet, après les grands modèles de l'antiquité, après les chefs-d'œuvre de la célèbre école de Montpellier, après les écrits de quelques hommes supérieurs de notre école de Paris, le travail de M. Pidoux, malgré ses obscurités, ses imperfections ou ses erreurs, est la source où il m'a été donné de puiser le plus de force pour secouer le joug pesant de l'organicisme, et pour me rallier sans retour à la grande école vitaliste, dans le sein de laquelle j'ai trouvé ce que j'avais cherché vainement ailleurs, une chose bien précieuse, mais bien rare en ce temps d'indifférence et de scepticisme, je veux dire la foi médicale et la conviction scientifique. C'est là encore que j'ai appris à mieux pénétrer l'esprit de la doctrine hippocratique, à trouver en elle la médecine du sens commun, la seule et véritable médecine pratique. C'est là enfin qu'avec le sentiment d'une haute espérance, j'ai vu l'école de Cos s'enrichir d'un grand principe qui me paraît recéler à la fois une loi génératrice et une méthode philosophique d'observation, c'est-à-dire un flambeau et un instrument de travail, dont l'influence peut être grande sur les progrès futurs de la médecine; car lorsque cette loi aura été complètement formulée, largement développée et nettement comprise, nous aimons à espérer que le plus humble travailleur du champ de la science pourra, grâce à cette lumière nouvelle, recueillir assez de fruits dans les œuvres du passé pour ensemencer le présent et fertiliser l'avenir.

FIN.

TABLE DES MATIÈRES.

Chapitre premier.

Chapitre deuxième.

Chapitre troisième.

Chapitre quatrième.

FIN DE LA TABLE DES MATIÈRES.

www.ingramcontent.com/pod-product-compliance
Ingram Content Group UK Ltd.
Pitfield, Milton Keynes, MK11 3LW, UK
UKHW020123200726
13856UKWH00002B/709